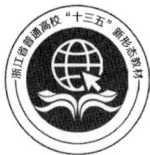

浙江省普通高校"十三五"新形态教材

高职高专护理专业工学结合规划教材

U0663378

用药护理
学习指导

主编 陈群

YONGYAO HULI

XUEXI ZHIDAO

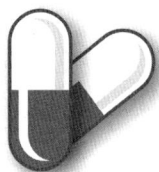

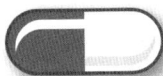

ZHEJIANG UNIVERSITY PRESS
浙江大学出版社

图书在版编目（CIP）数据

用药护理学习指导 / 陈群主编. —杭州：浙江大
学出版社，2018.2(2022.12 重印)
　ISBN 978-7-308-18029-0

　Ⅰ.①用… Ⅱ.①陈… Ⅲ.①临床药学－教学参考资
料 Ⅳ.①R97

中国版本图书馆 CIP 数据核字(2018)第 033727 号

用药护理学习指导

主　编　陈　群

责任编辑	秦　瑕
责任校对	王安安
封面设计	周　灵
出版发行	浙江大学出版社
	（杭州市天目山路 148 号　邮政编码 310007)
	（网址：http://www.zjupress.com)
排　　版	杭州青翊图文设计有限公司
印　　刷	浙江临安曙光印务有限公司
开　　本	787mm×1092mm　1/16
印　　张	11.75
字　　数	293 千
版 印 次	2018 年 2 月第 1 版　2022 年 12 月第 4 次印刷
书　　号	ISBN 978-7-308-18029-0
定　　价	30.90 元

编　委　会

主　编　陈　群

副主编　夏　晴　陆佩蓓

编　者　（以姓氏笔画为序）

李高文（宁波卫生职业技术学院）

吴光亮（宁波市医疗中心李惠利医院）

陆佩蓓（宁波卫生职业技术学院）

陈　群（宁波卫生职业技术学院）

姚苏宁（宁波卫生职业技术学院）

夏　晴（宁波卫生职业技术学院）

盛芝仁（宁波大学医学院附属医院）

焦效兰（宁波大学医学院）

前　言

　　本书是《用药护理》的配套教材，可供高等医学专科学校和高等职业教育学院护理、助产专业及相关专业师生使用。本书既是学生巩固用药护理知识的训练载体，也是教师教学的辅助教材，与《用药护理》教材共同组成完整的教材体系。

　　本教材与《用药护理》教材章节顺序保持一致，共分为八篇。第一篇为总论，包括用药护理基础理论和相关知识，第二至第八篇为各系统用药。每篇各章节内容包括知识导图和目标自测题。知识导图对每章的知识要点进行了梳理，以层级形式展现，帮助学习者快速把握该章的学习重点，建立清晰的知识结构。自测题的题型包括：选择题[（A$_1$（单句型最佳选择题）、A$_2$（病例摘字型最佳选择题）、A$_3$（病例组型最佳选择题）、X（多项选择题）]、填空题、名词解释、问答题及案例分析题，便于学生进行有针对性的复习和训练，以提高学习效果。

　　本教材在附录中编入两套测试卷，以供学生综合检测理论知识的学习效果，为进一步巩固复习找出薄弱之处。

　　本书的编写人员，同时也是《用药护理》教材的撰写者，长期从事高等医学院校药理学教学或临床护理及医院药学实践工作，具有丰富的教学经验和临床用药经验。书中如有不当之处，恳请各位老师和学习者批评指正。

陈　群

2017 年 11 月

目　录

第一篇　总　论

第二篇　化学治疗药物

第三篇　传出神经系统药物

第四篇　中枢神经系统药物

第一篇　总　论

第一章　用药护理基础理论

【知识导图】

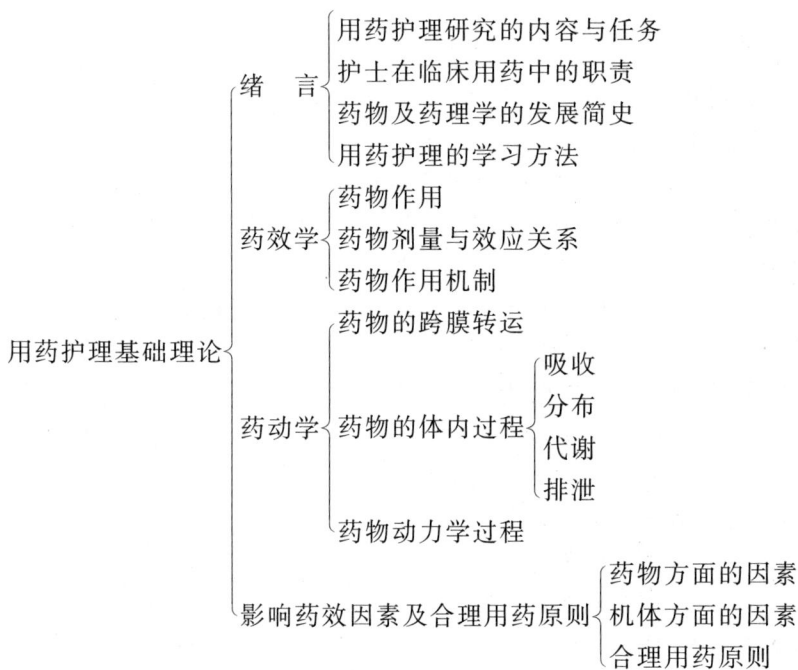

【目标自测题】

一、选择题

A₁ 型题

1. 药效学是研究　　　　　　　　　　　　　　　　　　　　　　　（　　）
   A. 药物的临床疗效　　　　　　　B. 药物给药途径　　　　　C. 如何改善药物质量
   D. 机体对药物的处置过程及规律　E. 药物对机体的作用及作用机制

2. 药动学是研究　　　　　　　　　　　　　　　　　　　　　　　（　　）
   A. 药物的临床疗效　　　　　　　B. 药物给药途径　　　　　C. 如何改善药物质量
   D. 机体对药物的处置过程及规律　E. 药物对机体的作用及作用机制

3. 属于对因治疗的是　　　　　　　　　　　　　　　　　　　　　（　　）
   A. 阿司匹林退热　　　　　　　　B. 吗啡镇痛　　　　　　　C. 苯巴比妥抗惊厥
   D. 青霉素治疗大叶性肺炎　　　　E. 喷托维林止咳

4. 药物作用的两重性是指　　　　　　　　　　　　　　　　　　　（　　）
   A. 兴奋与抑制　　　　　　　　　B. 激动与拮抗　　　　　　C. 治疗作用与不良反应

　　　D. 对因治疗与对症治疗　　　　　E. 特异性作用与非特异性作用

5. 出现副作用的剂量是　　　　　　　　　　　　　　　　　　　　　　（　　　）
　　　A. 极量　　　　　　　　　　　B. 治疗量　　　　　　　C. 小于治疗量
　　　D. 大于治疗量　　　　　　　　E. ED_{50}

6. 以下关于药物毒性反应的叙述,错误的是　　　　　　　　　　　　　（　　　）
　　　A. 单次给药只有在超过极量时才会发生
　　　B. 长期给药即使在治疗量下也可逐渐发生
　　　C. 在性质和程度上与副作用不同
　　　D. 可出现特定的中毒症状
　　　E. 药物的毒性反应通常是可预期的

7. 以下关于药物变态反应的叙述,错误的是　　　　　　　　　　　　　（　　　）
　　　A. 是一种免疫反应　　　　　B. 与给药剂量关系不大　　　C. 不易预知
　　　D. 仅见于少数过敏体质的患者　　　E. 若患者以前对该药不过敏,则可以排除

8. G-6-PD 缺乏的患者服用磺胺、伯氨喹等药物引起溶血性贫血称为　（　　　）
　　　A. 后遗效应　　　　　　　　　B. 毒性反应　　　　　　　C. 变态反应
　　　D. 特异质反应　　　　　　　　E. 副反应

9. 比较不同药物产生相同水平的疗效所需的剂量大小,称为　　　　　（　　　）
　　　A. 效价强度　　　　　　　　　B. 效能　　　　　　　　　C. 内在活性
　　　D. 半数有效量　　　　　　　　E. 半数致死量

10. 药物在足够大的剂量时所产生的最大作用　　　　　　　　　　　　（　　　）
　　　A. 效价强度　　　　　　　　　B. 效能　　　　　　　　　C. 内在活性
　　　D. 亲和力　　　　　　　　　　E. 治疗指数

11. 药物与受体结合后,是激动还是阻断受体,一般取决于　　　　　　（　　　）
　　　A. 剂量大小　　　　　　　　　B. 是否有内在活性　　　　C. 效价大小
　　　D. 效能高低　　　　　　　　　E. 机体原有机能状态

12. 部分受体激动药的特点是　　　　　　　　　　　　　　　　　　　（　　　）
　　　A. 有亲和力,有内在活性　　　　B. 有亲和力,无内在活性
　　　C. 无亲和力,无内在活性　　　　D. 有亲和力和较弱的内在活性
　　　E. 无亲和力,有较强的内在活性

13. 某药的治疗指数大,说明　　　　　　　　　　　　　　　　　　　（　　　）
　　　A. 药物作用强　　　　　　　　B. 药物毒性强　　　　　　C. 安全范围大
　　　D. 安全范围小　　　　　　　　E. 药物作用弱

14. 受体阻断药的特点是　　　　　　　　　　　　　　　　　　　　　（　　　）
　　　A. 对受体有亲和力,且有内在活性　B. 对受体无亲和力,但有内在活性
　　　C. 对受体有亲和力,但无内在活性　D. 对受体无亲和力,也无内在活性
　　　E. 直接抑制传出神经末梢所释放的递质

15. 以下哪项不属于非特异性药物作用机制　　　　　　　　　　　　　（　　　）
　　　A. 静注 20% 甘露醇消除脑水肿　　B. 静注 50% 葡萄糖产生利尿作用
　　　C. 口服硫酸镁刺激肠蠕动而导泻

  D. 肌内注射二巯丁二钠促使汞、砷随尿排出

  E. 眼结膜外用丁卡因产生表面麻醉作用

16. 下列可表示药物安全性的参数是 （　　）

  A. 最小有效量　　　　　　　　B. 极量　　　　　　　　C. 治疗指数

  D. 半数致死量　　　　　　　　E. 半数有效量

17. 甲药的 LD_{50} 和 ED_{50} 分别为 30mg/kg 与 3mg/kg，而乙药分别为 10mg/kg 与 2mg/kg，下列评价正确的是 （　　）

  A. 甲药的毒性更大，但疗效更强　　　　B. 甲药的毒性较低，而疗效更强

  C. 甲药的毒性较低，且安全性也较大　　D. 甲药的疗效较强，且毒性较低

  E. 甲药的疗效较弱，且安全性也较小

18. 药物的治疗量是指 （　　）

  A. 最小有效量到极量之间的剂量　　B. 最小有效量到最小中毒量之间的剂量

  C. 最小有效量到最小致死量之间的剂量

  D. ED_{95} 到 LD_5 之间的剂量　　　　E. ED_{99} 到 LD_1 之间的剂量

19. 药物生物转化的主要部位是 （　　）

  A. 肺　　　　B. 肝　　　　C. 肾　　　　D. 胰　　　　E. 肠壁

20. 机体排泄药物的主要途径是 （　　）

  A. 呼吸道　　　　　　　　B. 肠道　　　　　　　　C. 肾脏

  D. 胆道　　　　　　　　　E. 肝脏

21. 首关消除发生在哪一种给药途径后 （　　）

  A. 肌内注射　　　　　　　　B. 口服给药　　　　　　　C. 舌下给药

  D. 静脉给药　　　　　　　　E. 皮肤给药

22. 在剂量相等时，V_d 小的药物较 V_d 大的药物 （　　）

  A. 血浆浓度较低　　　　　　B. 血浆蛋白结合较少

  C. 组织内药物浓度较低　　　D. 生物利用度较小

  E. 所能达到的稳态血浓度较低

23. 药物 $t_{1/2}$ 不具备下列哪项特点 （　　）

  A. 表示药物在体内消除的速度　　B. 作为给药间隔时间的依据

  C. 预计药物达稳态的时间　　　　D. 预计药物消除时间

  E. 预计药物的生物利用度

24. $t_{1/2}$ 为 2.5h 的药物，一次给药后经多长时间会被消除 95% 以上 （　　）

  A. 2.5h　　　　　　　　B. 4h　　　　　　　　C. 8h

  D. 12.5h　　　　　　　E. 24h

25. 在隔一个 $t_{1/2}$ 给药一次时，为迅速达到 C_{ss} 可将首次剂量增加 （　　）

  A. 半倍　　　　　　　　B. 一倍　　　　　　　　C. 两倍

  D. 四倍　　　　　　　　E. 十倍

26. 药物肝肠循环主要影响 （　　）

  A. 显效快慢　　　　　　　　B. 药物分布　　　　　　　C. 作用强弱

  D. 作用持续时间　　　　　　E. 吸收程度

27. 弱酸性药物在碱性溶液中　　　　　　　　　　　　　　　（　　）
　　A. 解离多、脂溶性高、排泄慢　　　B. 解离多、脂溶性低、排泄快
　　C. 解离少、脂溶性高、排泄慢　　　D. 解离多、脂溶性高、排泄快
　　E. 解离少、脂溶性高、排泄快

28. 与影响药物分布无关的因素是　　　　　　　　　　　　　（　　）
　　A. 药物与组织细胞结合　　　B. 给药途径　　　C. 药物与血浆蛋白结合
　　D. 体液 pH　　　E. 血-脑脊液屏障

29. 有关药物与血浆蛋白结合不正确的描述是　　　　　　　　（　　）
　　A. 游离型药物具有药理活性　　　B. 结合率高的药物起效慢,维持时间长
　　C. 结合型药物易分布　　　D. 结合率低的药物起效快,维持时间短
　　E. 结合是可逆的,具有饱和性和竞争抑制现象

30. 影响药物吸收的因素不包括　　　　　　　　　　　　　　（　　）
　　A. 药物的理化性质　　　B. 首关消除　　　C. 药物与血浆蛋白结合
　　D. 药物的剂型　　　E. 吸收环境

31. 使肝药酶活性增加的药物是　　　　　　　　　　　　　　（　　）
　　A. 氯霉素　　　B. 利福平　　　C. 异烟肼
　　D. 奎尼丁　　　E. 西咪替丁

32. 某药半衰期为 10h,隔半衰期给药,大约经过多长时间基本达到稳态?　（　　）
　　A. 10h 左右　　　B. 20h 左右　　　C. 1d 左右
　　D. 2d 左右　　　E. 5d 左右

33. 口服多次给药,如何能使血药浓度迅速达到稳态浓度?　　（　　）
　　A. 每隔两个半衰期给一个剂量　　　B. 首剂加倍
　　C. 每隔一个半衰期给一个剂量　　　D. 增加给药剂量
　　E. 每隔半个半衰期给一个剂量

34. 药物在体内开始作用的快慢取决于　　　　　　　　　　　（　　）
　　A. 吸收　　　B. 分布　　　C. 转化　　　D. 消除　　　E. 排泄

35. 有关生物利用度,下列叙述正确的是　　　　　　　　　　（　　）
　　A. 药物吸收进入血液循环的量　　　B. 达到峰浓度时体内的总药量
　　C. 达到稳态浓度时体内的总药量　　　D. 药物吸收进入体循环的量和速度
　　E. 药物通过胃肠道进入肝门静脉的量

36. 对药物生物利用度影响最大的因素是　　　　　　　　　　（　　）
　　A. 给药间隔　　　B. 给药剂量　　　C. 给药途径
　　D. 给药时间　　　E. 给药速度

37. $t_{1/2}$ 的长短取决于　　　　　　　　　　　　　　　　　（　　）
　　A. 吸收速度　　　B. 消除速度　　　C. 转化速度
　　D. 转运速度　　　E. 表观分布容积

38. 某药物与肝药酶抑制剂合用后其效应　　　　　　　　　　（　　）
　　A. 减弱　　　B. 增强　　　C. 不变
　　D. 消失　　　E. 以上都不是

39. 反复多次用药后,机体对该药的反应性逐渐降低,称为　　　　　　　　　(　　)
　　A. 耐药性　　　　　　　　　B. 耐受性　　　　　　　C. 依赖性
　　D. 成瘾性　　　　　　　　　E. 个体差异

40. 影响药物效应的药物方面因素不包括下面哪项　　　　　　　　　　　(　　)
　　A. 药物剂型与剂量　　　　　B. 给药途径与时间　　　C. 联合用药
　　D. 耐受性　　　　　　　　　E. 药物相互作用

A₂ 型题

41. 李先生感冒时因一时疏忽白天服用了日夜百服宁的夜片,不久出现了头昏、嗜睡,此为药物的　　　　　　　　　　　　　　　　　　　　　　　　　(　　)
　　A. 毒性反应　　　　　　　　B. 过敏反应　　　　　　C. 副作用
　　D. 后遗作用　　　　　　　　E. 特异质反应

42. 王女士,78岁,因睡眠不好,长期服用艾司唑仑(舒乐安定)帮助睡眠,最近老觉得第二天起来头昏,精神不振,此为药物的　　　　　　　　　　　(　　)
　　A. 副作用　　　　　　　　　B. 过敏反应　　　　　　C. 毒性反应
　　D. 特异质反应　　　　　　　E. 后遗作用

43. 张女士因呼吸道感染口服阿莫西林胶囊,第二天皮肤上出现弥漫性鲜红色斑或半米粒大至豆大红色斑丘疹,发热头痛,全身不适。此为药物的　　　　(　　)
　　A. 后遗作用　　　　　　　　B. 特异质反应　　　　　C. 毒性反应
　　D. 过敏反应　　　　　　　　E. 副作用

44. 20世纪50至60年代初期,沙利度胺在全世界特别是欧洲广泛使用,它能够有效地阻止女性怀孕早期的呕吐,但导致大量"海豹畸形婴儿"出生。此为药物的　(　　)
　　A. 毒性反应　　　　　　　　B. 过敏反应　　　　　　C. 副作用
　　D. 后遗作用　　　　　　　　E. 特异质反应

45. 一位窦性心律失常患者长期用普萘洛尔降心率,某一天因工作繁忙忘记服药,自觉心率加快比刚发病时更明显,胸闷、气短,异常难受。此为药物的　　(　　)
　　A. 依赖性　　　　　　　　　B. 过敏反应　　　　　　C. 副作用
　　D. 后遗作用　　　　　　　　E. 停药反应

46. 一位肠绞痛患者肌内注射阿托品治疗时,用药后引起的口干属于　　　(　　)
　　A. 治疗作用　　　　　　　　B. 后遗效应　　　　　　C. 变态反应
　　D. 毒性反应　　　　　　　　E. 副作用

A₃/A₄ 型题

(47～48 共用题干)

　　为预防心肌梗死的再次发作,一位患者长期服用华法林做辅助治疗。因近来风湿性关节炎发作,用大剂量阿司匹林消除关节的红肿疼痛症状,用药几天后发现鼻黏膜出血现象。

47. 请分析鼻黏膜出血的原因为　　　　　　　　　　　　　　　　　(　　)
　　A. 阿司匹林剂量过大　　　　B. 阿司匹林的置换作用　C. 阿司匹林不良反应
　　D. 阿司匹林剂量过小　　　　E. 华法林失效

48. 对该患者应采取哪些用药护理措施?　　　　　　　　　　　　　(　　)
　　A. 减少阿司匹林剂量　　　　B. 减少华法林用量　　　C. 增加阿司匹林剂量

　　D.停用华法林　　　　　　　　　　E.停用阿司匹林和华法林

（49～50 共用题干）

　　患者,男,34 岁。12 年前由于好奇,将吗啡混合在香烟里吸入,连续吸入 1 周后就开始增加用量,后量越来越大,发展到静脉注射。一旦停用就出现哈欠、流泪、流涕、恶心、呕吐、腹绞痛、软弱无力以及心跳加速等。

49.吗啡作为麻醉药品特有的不良反应为　　　　　　　　　　　　　　　　（　　）

　　A.毒性反应　　　　　　　　　B.特异质反应　　　　　　C.依赖性

　　D.变态反应　　　　　　　　　E.后遗作用

50.下列药物除哪项外皆属于麻醉药品　　　　　　　　　　　　　　　　　（　　）

　　A.哌替啶　　　　　　　　　　B.海洛因　　　　　　　　C.可待因

　　D.大麻　　　　　　　　　　　E.喷他佐辛

（51～52 共用题干）

　　患者,9 岁,因上呼吸道感染就诊。由于其对青霉素过敏,医生采用阿米卡星治疗,但未根据年龄或体重进行剂量换算,用药 2d 后,该患者自诉耳鸣,上课听不清老师讲话。

51.发生在患儿身上的属于药物哪种不良反应　　　　　　　　　　　　　　（　　）

　　A.毒性反应　　　　　　　　　B.特异质反应　　　　　　C.依赖性

　　D.变态反应　　　　　　　　　E.后遗作用

52.作为一名护士,给药时为预防此类医疗事故发生应采取的措施哪项除外　（　　）

　　A.执行医嘱前,了解患者的诊断、病情

　　B.明确医嘱的目的

　　C.掌握所用药物的药理基础知识

　　D.对医嘱有疑问,与医生沟通

　　E.对有疑问的医嘱,继续执行

X 型题

53.用药护理的研究内容包括　　　　　　　　　　　　　　　　　　　　　（　　）

　　A.药效学　　　　　　　　　　B.药动学　　　　　　　　C.影响药物作用因素

　　D.药物本质　　　　　　　　　E.用药监护

54.有关副作用的认识,正确的是　　　　　　　　　　　　　　　　　　　（　　）

　　A.治疗量时出现,可预知　　　　B.是药物固有作用,可随用药目的而改变

　　C.对机体有严重损害,一般较重　D.与药物的选择性高有关

　　E.是与治疗目的无关的作用

55.下列对选择性的叙述,错误的是　　　　　　　　　　　　　　　　　　（　　）

　　A.是药物分类的基础　　　　　　B.临床选药的依据

　　C.选择性低的药物副反应少　　　D.选择作用是相对的,与剂量无关

　　E.选择性高的药物应用针对性强

56.有关药物与血浆蛋白结合的描述,正确的是　　　　　　　　　　　　　（　　）

　　A.游离型药物具有药理活性　　　B.结合率高的药物起效快,维持时间短

　　C.结合型药物具有药理活性　　　D.结合率低的药物起效快,维持时间短

　　E.结合是可逆的,具有饱和性和竞争抑制现象

57. 影响药物吸收的因素不包括 　　　　　　　　　　　　　　　　　　（　　）

　　A. 药物的理化性质　　　　　B. 首关消除　　　　　C. 药物与血浆蛋白结合

　　D. 药物的剂型　　　　　　　E. 药物与组织的亲和力

58. 药效学相互作用包括 　　　　　　　　　　　　　　　　　　　　　（　　）

　　A. 药酶诱导作用　　　　　　B. 药酶抑制作用　　　　C. 协同作用

　　D. 药物与血浆蛋白的置换作用　E. 拮抗作用

59. 在机体方面影响药效因素有 　　　　　　　　　　　　　　　　　　（　　）

　　A. 年龄与性别　　　　　　　B. 停药反应　　　　　　C. 配伍禁忌

　　D. 个体差异　　　　　　　　E. 病理状态

二、填空题

1. 药效学研究药物对机体的_____和_____。

2. 护士在临床用药中应具有的主要职责包括：_____；_____；_____；_____。

3. 药物的基本作用表现为_____和_____。

4. 药物与受体的结合能力称_____，药物与受体结合后产生的效应能力称_____，具有这两种能力的药物称_____。

5. 药物的体内过程包括_____、_____、_____、_____。

6. 药物自血浆消除过程包括_____、_____、_____。

7. C_{ss} 是指_____速度与_____速度相等时的血浆药物浓度。

8. 药物在体内的消除类型有_____、_____、_____，大多数药物的消除类型是_____。

9. 可避免首关消除的给药途径有_____、_____、_____等。

10. 可降低肝药酶活性的药物称_____，这些药物可使另一药物的代谢_____，药物作用_____，甚至使人_____，故与其他药物合用时应适当_____药物剂量。

11. 两种药物合用，若作用较原来各药单用时增强，称为_____作用，若作用减弱称为_____作用。

12. 个体差异是因人而异的药物反应，在量上表现为_____和_____；在质上表现为_____和_____。

13. 药物的相互作用结果表现为_____和_____。

14. 催眠药应在_____服用；助消化药宜在_____或_____服用；对胃有刺激的药物宜在_____服用。

三、名词解释

1. 药物　2. 药理学　3. 药效学　4. 药动学　5. 副反应　6. 停药反应　7. 极量　8. 治疗指数　9. 受体阻断药　10. 药酶抑制剂　11. 生物利用度　12. V_d　13. C_{ss}　14. 血浆 $t_{1/2}$　15. 耐受性与耐药性　16. 成瘾性和习惯性

四、问答题

1. 试述用药护理研究的内容。
2. 什么叫药物不良反应？包括哪些类型？试举例说明。
3. 何谓效能和效价强度，简述其对临床用药的意义。
4. 简述体液 pH 对弱酸性药物跨膜转运的影响，举例说明。
5. 口服给药影响药物吸收的因素有哪些？
6. 什么叫血浆 $t_{1/2}$？有何临床意义？
7. 何谓药酶诱导剂？举例说明。
8. 何谓联合用药？简述其意义。
9. 长期用药引起的机体反应性变化有哪些？
10. 简述合理用药原则。

第二章　用药护理相关知识

【知识导图】

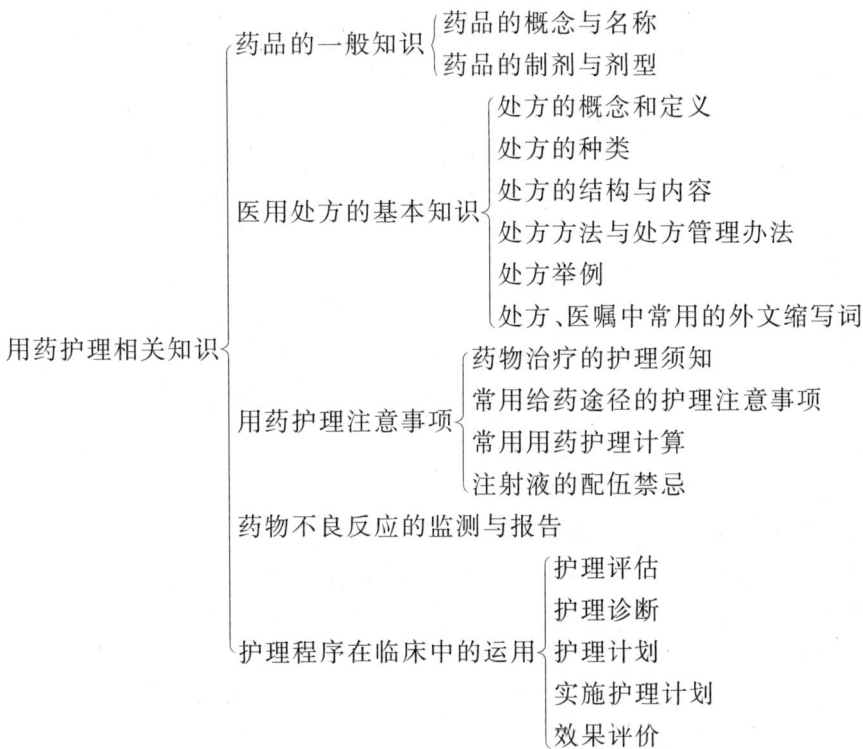

【目标自测题】

一、选择题

A_1 型题

1. 某患者晚上服用催眠药后,次日早上(血药浓度已低于催眠浓度)还处于嗜睡状态,这是药物的　　　　　　　　　　　　　　　　　　　　　　　　　　( )
   A. 后遗效应　　　　　　　　B. 继发反应　　　　　　　C. 毒性反应
   D. 副反应　　　　　　　　　E. 高敏反应

2. 口服给药的优点不包括　　　　　　　　　　　　　　　　　　　　　　　　( )
   A. 较安全　　　　　　　　　B. 患者较易接受　　　　　C. 最方便
   D. 最常用　　　　　　　　　E. 吸收较快

3. 护理人员到药房领取药物或使用前,必须用肉眼进行外观质量的一般检查,包括　( )
   A. 变质　　　　　　　　　　B. 包装破损　　　　　　　C. 标签不清楚
   D. 超过有效期限　　　　　　E. 以上都是

4. 在执行医嘱时,严格执行"三查七对"制度。"七对"指的是　　　　　　（　　）

　　A. 对床号、姓名、性别、药名、剂量、用法、用药时间

　　B. 对床号、姓名、药名、规格、剂量、用法、用药时间

　　C. 对床号、姓名、家庭住址、药名、剂量、用法、用药时间

　　D. 对床号、姓名、年龄、药名、剂量、用法、用药时间

　　E. 对床号、姓名、年龄、家庭住址、药名、剂量、用法

5. 只能供口服的制剂,哪一组是正确的　　　　　　（　　）

　　A. 糖浆剂、酊剂、乳剂　　　　B. 糖浆剂、混悬剂、乳剂　　C. 溶液剂、混悬剂、乳剂

　　D. 酊剂、溶液剂、乳剂　　　　E. 溶液剂、混悬剂、酊剂

6. 特殊药品不包括　　　　　　（　　）

　　A. 放射性药品　　　　　　　B. 精神药品　　　　　　　C. 计划生育药品

　　D. 医疗用毒性药品　　　　　E. 麻醉药品

7. 药品的批号采用几位数字　　　　　　（　　）

　　A. 6 位　　　　　　　　　　B. 7 位　　　　　　　　　　C. 8 位

　　D. 9 位　　　　　　　　　　E. 10 位

8. 避光药品在贮存、使用过程中要有避光保护措施。不包括　　　　　　（　　）

　　A. 盛于棕色瓶中　　　　　　B. 用黑色纸包裹　　　　　　C. 用黑色布包裹

　　D. 盛于深蓝色瓶中　　　　　E. 盛于红色瓶中

9. 医疗处方一般分为以下 6 种,哪项是正确的　　　　　　（　　）

　　A. 普通、急诊、妇科、麻醉药品、第一类精神药品、第二类精神药品处方

　　B. 普通、急诊、儿科、麻醉药品、第一类精神药品、第二类精神药品处方

　　C. 普通、急诊、肿瘤科、麻醉药品、第一类精神药品、第二类精神药品处方

　　D. 普通、急诊、烧伤科、麻醉药品、第一类精神药品、第二类精神药品处方

　　E. 普通、急诊、放射科、麻醉药品、第一类精神药品、第二类精神药品处方

10. 麻醉药品和第一类精神药品处方保存期限为　　　　　　（　　）

　　A. 1 年　　　　　　　　　　B. 2 年　　　　　　　　　　C. 3 年

　　D. 4 年　　　　　　　　　　E. 5 年

X 型题

11. 注射剂的特点有　　　　　　（　　）

　　A. 通过静脉、肌内、皮下注入体内,作用迅速可靠

　　B. 适用不宜口服的药物　　　C. 适用不宜口服用药的患者

　　D. 是一类应用极广的剂型　　E. 使用方便、不良反应少

12. 麻醉药品管理要做到　　　　　　（　　）

　　A. 专人保管　　　　　　　　B. 专用账册　　　　　　　C. 专柜加锁

　　D. 专用处方　　　　　　　　E. 专册登记

13. 有效期表示法有以下几种　　　　　　（　　）

　　A. 直接标明有效期　　　　　B. 直接标明失效期

　　C. 标明有效期年限和失效期　D. 直接标明有效期和批号

　　E. 标明有效期年限

14. 护人员在输液前及输液中应做以下工作 　　　　　　　　　　（　　）
    A. 告诉患者输液目的
    B. 输液速度应根据患者年龄、病情及药液性质调整
    C. 滴注刺激性较强的药物时，速度宜慢
    D. 注意观察患者的反应
    E. 输液过程中应经常检查滴速及观察输液是否畅通

二、填空题

1. 开具西药、中成药处方，每一种药品应当另起一行；每张处方不得超过_____种药品，一般不得超过_____日用量。
2. 药品名称最起码有三种，包括_____、_____、_____。
3. 处方的结构包括_____、_____、_____。
4. 写出以下给药途径的英文缩写：口服_____、静脉注射_____、静脉滴注_____、肌内注射_____、皮下注射_____。

三、名词解释

1. 盐析作用　2. 配伍禁忌　3. 麻醉药品　4. 制剂和剂型　5. 非处方药

四、问答题

1. 药物治疗的护理须知有哪些？请问患者用药前的护理评估主要有哪些内容？
2. 试述药物不良反应监测的主要内容？

第二篇　化学治疗药物

第三章　化学治疗药物概论

【知识导图】

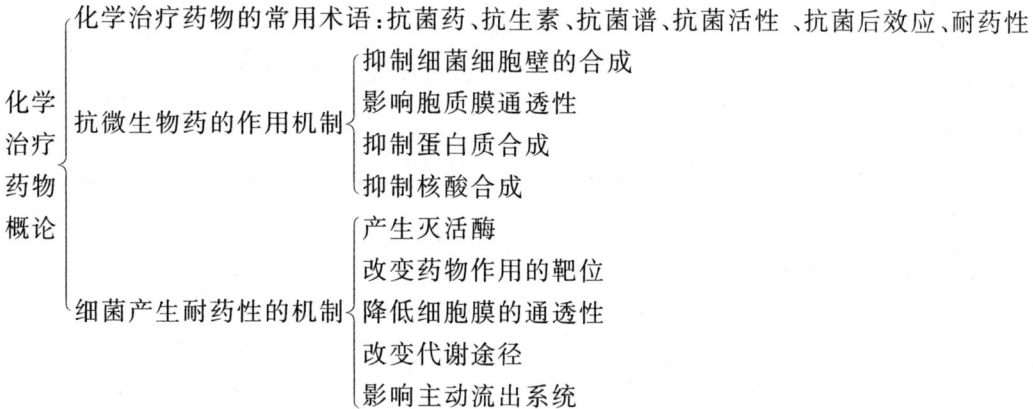

【目标自测题】

一、选择题

A₁ 型题

1. 抗菌药物是 （　　）

   A. 对病原菌有杀灭作用的药物　　　B. 对病原菌有抑制作用的药物

   C. 对病原菌有杀灭或抑制作用的药物

   D. 预防细菌性感染的药物　　　E. 治疗细菌性感染的药物

2. 抗菌谱是 （　　）

   A. 药物的治疗指数　　　B. 药物的抗菌范围　　　C. 药物的抗菌能力

   D. 抗菌药的治疗效果　　　E. 抗菌药的适应证

3. 化疗指数是指 （　　）

   A. ED_{95}/LD_5　　　B. LD_{95}/ED_5　　　C. LD_{50}/ED_{50}

   D. $LD_{50}=ED_{50}$　　　E. $ED_5=LD_{95}$

4. 有关化疗指数（CI）的描述中错误的是 （　　）

   A. CI 反映药物的安全性　　　B. LD_{50}/ED_{50} 反映 CI

   C. CI 大说明药物临床应用更安全　　　D. CI 是衡量药物安全性的有效指标

   E. CI 也可反映药物的毒性

X 型题

5. 药物的作用机制包括 （　　）

   A. 抑制细菌细胞壁的合成　　　B. 产生灭活酶　　　C. 改变细菌体内靶位结构

   D. 抑制菌体蛋白质合成　　　E. 改变细菌代谢途径

6. 抗菌药可抑制或杀灭的病原体有　　　　　　　　　　　　　　（　　）
　　A. 革兰阳性菌　　　　　　　　B. 革兰阴性菌　　　　　C. 衣原体
　　D. 真菌　　　　　　　　　　　E. 立克次体
7. 联合用药指征为　　　　　　　　　　　　　　　　　　　　　（　　）
　　A. 未明病原菌的感染　　　　　B. 单药不能控制的混合感染　C. 延缓耐药性产生
　　D. 扩大抗菌谱　　　　　　　　E. 减少毒副反应

二、填空题

1. 抗菌活性一般采用＿＿＿＿＿＿＿＿＿和＿＿＿＿＿＿＿＿＿＿方法测定。
2. 化学治疗是对＿＿＿＿、＿＿＿及＿＿＿＿等所致疾病的药物治疗。

三、名词解释

1. 化疗药物　2. 抗生素　3. 广谱抗菌药　4. 抗菌活性　5. 抗菌后效应　6. 耐药性

四、问答题

抗菌药物的耐药性是怎样产生的?

第四章　抗生素

【知识导图】

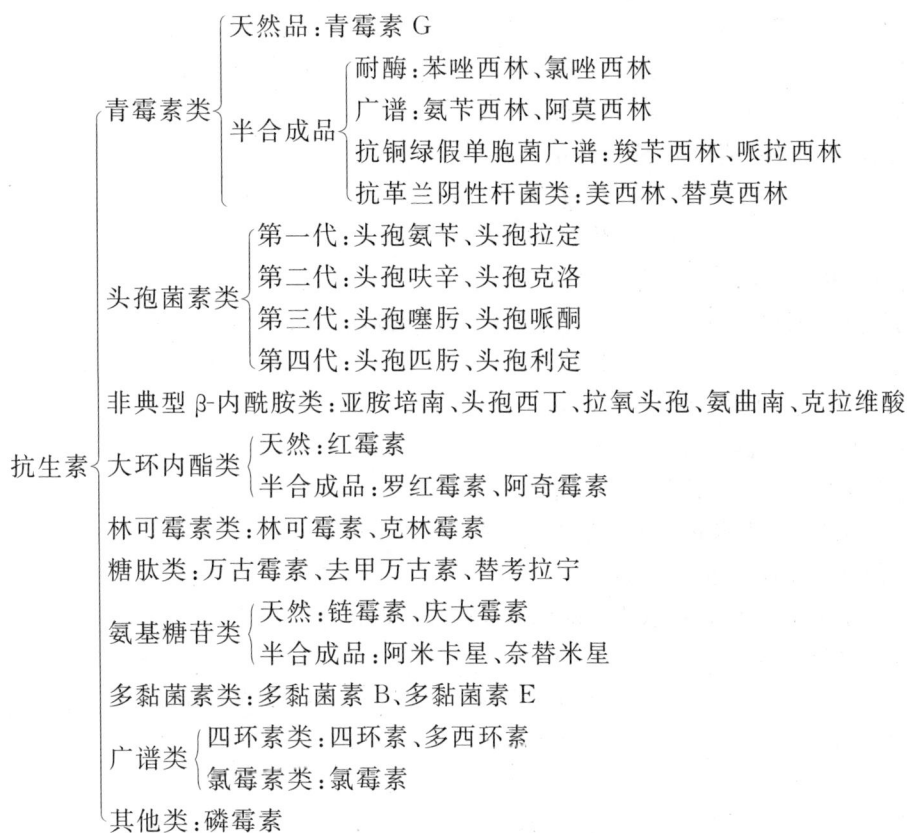

抗生素
- 青霉素类
  - 天然品:青霉素 G
  - 半合成品
    - 耐酶:苯唑西林、氯唑西林
    - 广谱:氨苄西林、阿莫西林
    - 抗铜绿假单胞菌广谱:羧苄西林、哌拉西林
    - 抗革兰阴性杆菌类:美西林、替莫西林
- 头孢菌素类
  - 第一代:头孢氨苄、头孢拉定
  - 第二代:头孢呋辛、头孢克洛
  - 第三代:头孢噻肟、头孢哌酮
  - 第四代:头孢匹肟、头孢利定
- 非典型 β-内酰胺类:亚胺培南、头孢西丁、拉氧头孢、氨曲南、克拉维酸
- 大环内酯类
  - 天然:红霉素
  - 半合成品:罗红霉素、阿奇霉素
- 林可霉素类:林可霉素、克林霉素
- 糖肽类:万古霉素、去甲万古素、替考拉宁
- 氨基糖苷类
  - 天然:链霉素、庆大霉素
  - 半合成品:阿米卡星、奈替米星
- 多黏菌素类:多黏菌素 B、多黏菌素 E
- 广谱类
  - 四环素类:四环素、多西环素
  - 氯霉素类:氯霉素
- 其他类:磷霉素

【目标自测题】

一、选择题

A_1 型题

1. 抢救青霉素过敏性休克的首选药物是　　　　　　　　　　　　　　　　　　　（　　）

　　A. 去甲肾上腺素　　　　　　　　B. 肾上腺素　　　　　　　C. 多巴胺

　　D. 肾上腺皮质激素　　　　　　　E. 抗组胺药

2. 临床治疗暴发型流行性脑脊髓膜炎的首选药是　　　　　　　　　　　　　　　（　　）

　　A. 头孢氨苄　　　　　　　　　　B. 四环素　　　　　　　　C. 头孢他啶

　　D. 青霉素 G　　　　　　　　　　E. 复方新诺明

3. 抗铜绿假胞菌感染的广谱青霉素类药物是　　　　　　　　　　　　　　　　　（　　）

　　A. 头孢氨苄　　　　　　　　　　B. 青霉素 G　　　　　　　C. 氨苄西林

D. 羧苄西林　　　　　　　　　E. 双氯西林

4. 治疗梅毒、钩端螺旋体病的首选药物是　　　　　　　　　　　　（　　）

A. 红霉素　　　　　　　　B. 四环素　　　　　　　C. 氯霉素

D. 青霉素 G　　　　　　　E. 诺氟沙星

5. 破伤风、白喉应采用　　　　　　　　　　　　　　　　　　　　（　　）

A. 氨苄西林＋抗毒素　　　　　B. 青霉素 G＋抗毒素　　C. 青霉素 G＋类毒素

D. 青霉素 G＋磺胺嘧啶　　　　E. 氨苄西林＋甲氧苄啶

6. 对肾毒性较大的头孢类抗生素是　　　　　　　　　　　　　　（　　）

A. 头孢曲松　　　　　　　　B. 头孢噻肟　　　　　　C. 头孢克洛

D. 头孢氨苄　　　　　　　　E. 头孢拉定

7. 头孢菌素类药用于抗铜绿假单胞菌药物是　　　　　　　　　　（　　）

A. 头孢氨苄　　　　　　　　B. 头孢唑啉　　　　　　C. 头孢呋辛

D. 头孢哌酮　　　　　　　　E. 头孢孟多

8. 第三代头孢菌素的特点是　　　　　　　　　　　　　　　　　（　　）

A. 广谱及对绿脓厌氧菌有效　　B．对肾脏基本无毒性　　C. 耐药性产生快

D. A＋B　　　　　　　　　　E. A＋C

9. 阿莫西林与克拉维酸合用可增强疗效，其原因是　　　　　　　（　　）

A. 克拉维酸可促进阿莫西林吸收，提高药物浓度

B. 克拉维酸竞争抑制阿莫西林经肾小管排泄

C. 克拉维酸可抑制 β-内酰胺酶活性，使阿莫西林不易被降解

D. 克拉维酸能缩小阿莫西林的抗菌谱

E. 克拉维酸与阿莫西林合用，可双重阻断细菌体内叶酸的代谢

10. 红霉素严重不良反应有　　　　　　　　　　　　　　　　　（　　）

A. 肝损害　　　　　　　　　B. 过敏反应　　　　　　C. 胃肠反应

D. 二重感染　　　　　　　　E. 耳毒性

11. 对支原体肺炎有效的药物　　　　　　　　　　　　　　　　（　　）

A. 氨苄西林　　　　　　　　B. 头孢氨苄　　　　　　C. 红霉素

D. 庆大霉素　　　　　　　　E. 青霉素 G

12. 克林霉素可引起的严重不良反应是　　　　　　　　　　　　（　　）

A. 肝损害　　　　　　　　　B. 过敏反应　　　　　　C. 胃肠反应

D. 假膜性肠炎　　　　　　　E. 耳毒性

13. 治疗鼠疫首选药物是　　　　　　　　　　　　　　　　　　（　　）

A. 链霉素　　　　　　　　　B. 林可霉素　　　　　　C. 红霉素

D. 庆大霉素　　　　　　　　E. 小诺米星

14. 抢救链霉素引起的呼吸肌麻痹，宜静脉注射　　　　　　　　（　　）

A. 去甲肾上腺素　　　　　　B. 氢化可的松　　　　　C. 异丙肾上腺素

D. 毛花苷 C　　　　　　　　E.10% 葡萄糖酸钙

15. 氨基糖苷类抗生素用于治疗泌尿系感染是因为　　　　　　　（　　）

A. 对尿道感染常见的致病菌敏感　B. 大量原型药物由肾排出

C. 使肾皮质激素分泌增加　　　　D. 对肾毒性低　　　　　　E. 尿碱化可提高疗效

16. 下列药物中,耳、肾毒性最低的是　　　　　　　　　　　　　　　　　　　　　（　　）
    A. 奈替米星　　　　　　　　　B. 西索米星　　　　　　　C. 阿米卡星
    D. 妥布霉素　　　　　　　　　E. 庆大霉素

17. 与呋塞米合用耳毒性增强的药物是　　　　　　　　　　　　　　　　　　　　　（　　）
    A. 红霉素　　　　　　　　　　B. 头孢霉素类　　　　　　C. 氨基糖苷类
    D. 四环素类　　　　　　　　　E. β-内酰胺类

18. 多黏菌素的抗菌作用机制是　　　　　　　　　　　　　　　　　　　　　　　　（　　）
    A. 干扰细菌叶酸代谢　　　　　B. 抑制细菌细胞壁合成
    C. 影响细菌胞浆膜的通透性　　D. 抑制细菌蛋白质合成
    E. 抑制细菌核酸代谢

19. 与其他抗生素不产生交叉耐药性的是　　　　　　　　　　　　　　　　　　　（　　）
    A. 氨苄西林　　　　　　　　　B. 头孢氨苄　　　　　　　C. 磷霉素
    D. 羧苄西林　　　　　　　　　E. 青霉素 G

20. 下列四环素类药物中抗菌作用最强的是　　　　　　　　　　　　　　　　　　（　　）
    A. 米诺环素　　　　　　　　　B. 多西环素　　　　　　　C. 四环素
    D. 土霉素　　　　　　　　　　E. 金霉素

21. 四环素类的不良反应中不包括　　　　　　　　　　　　　　　　　　　　　　（　　）
    A. 二重感染　　　　　　　　　B. 胃肠道反应　　　　　　C. 肝肾毒性
    D. 内分泌紊乱　　　　　　　　E. 过敏反应

22. 支原体肺炎的首选药物是　　　　　　　　　　　　　　　　　　　　　　　　（　　）
    A. 氯霉素　　　　　　　　　　B. 多黏菌素　　　　　　　C. 链霉素
    D. 四环素　　　　　　　　　　E. 环丙沙星

23. 与铁剂同服可影响肠道吸收的药物是　　　　　　　　　　　　　　　　　　　（　　）
    A. 青霉素 G　　　　　　　　　B. 氯霉素　　　　　　　　C. 链霉素
    D. 四环素　　　　　　　　　　E. 环丙沙星

24. 治疗伤寒和副伤寒的药物是　　　　　　　　　　　　　　　　　　　　　　　（　　）
    A. 氯霉素　　　　　　　　　　B. 金霉素　　　　　　　　C. 四环素
    D. 红霉素　　　　　　　　　　E. 米诺环素

25. 氯霉素最严重的不良反应是　　　　　　　　　　　　　　　　　　　　　　　（　　）
    A. 影响牙齿和骨骼的生长　　　B. 损害肝脏　　　　　　　C. 抑制骨髓造血功能
    D. 损害肾脏　　　　　　　　　E. 损害第Ⅷ脑神经

26. 能透过血-脑脊液屏障的药物是　　　　　　　　　　　　　　　　　　　　　（　　）
    A. 氯霉素　　　　　　　　　　B. 氨苄西林　　　　　　　C. 四环素
    D. 青霉素 G　　　　　　　　　E. 庆大霉素

A₂ 题型

27. 男性,25 岁,大面积烧伤后铜绿假单胞菌感染,同时伴肾功能严重损害,应选用药物是　　　　　　　　　　　　　　　　　　　　　　　　　　　　　　　　　　　　　（　　）
    A. 庆大霉素　　　　　　　　　B. 氨苄西林　　　　　　　C. 氯霉素

D. 羧苄西林　　　　　　　　　　E. 林可霉素

28. 男性,60 岁,确诊为耐药金黄色葡萄球菌心内膜炎,查有肾功能不良,青霉素皮试阴性,
　　应选用药物是　　　　　　　　　　　　　　　　　　　　　　　　　　　　　　　(　　)
　　A. 青霉素 G　　　　　　　　B. 头孢氨苄　　　　　　　C. 苯唑西林
　　D. 庆大霉素　　　　　　　　E. 头孢唑林

29. 男性,21 岁,诊断为支原体肺炎,应选用下列哪类药治疗　　　　　　　　　　(　　)
　　A. 氨苄西林　　　　　　　　B. 头孢氨苄　　　　　　　C. 红霉素
　　D. 庆大霉素　　　　　　　　E. 青霉素 G

30. 男性,18 岁,确诊为金黄色葡萄球菌引起的急性骨髓炎,最佳选药应是　　　　(　　)
　　A. 红霉素　　　　　　　　　B. 庆大霉素　　　　　　　C. 青霉素 G
　　D. 四环素　　　　　　　　　E. 克林霉素

31. 女性,67 岁,牙齿黄染,因自小反复患上呼吸道感染经常服哪类抗菌药所致　(　　)
　　A. 红霉素　　　　　　　　　B. 青霉素　　　　　　　　C. 林可霉素
　　D. 多西霉素　　　　　　　　E. 四环素

32. 女性,45 岁,因患急性泌尿系感染,用阿米卡星治疗,还可加用下列哪个药,以增加疗效
　　　　　　　　　　　　　　　　　　　　　　　　　　　　　　　　　　　　　　(　　)
　　A. 维生素 B_6　　　　　　　B. 碳酸氢钠　　　　　　　C. 碳酸钙
　　D. 维生素 C　　　　　　　　E. 氯化铵

A_3/A_4 型题

(33~34 共用题干)

　　男性,50 岁,患大叶肺炎,用青霉素注射治疗,停药,4d 后再继续注射该药发生过敏性休克,患者面色苍白,血压下降,呼吸困难。

33. 该患者发生了哪种药物不良反应　　　　　　　　　　　　　　　　　　　　(　　)
　　A. 副作用　　　　　　　　　B. 毒性反应　　　　　　　C. 变态反应
　　D. 特异质反应　　　　　　　E. 继发反应

34. 患者出现的不良反应宜首选何药抢救　　　　　　　　　　　　　　　　　　(　　)
　　A. 肾上腺素　　　　　　　　B. 去甲肾上腺素　　　　　C. 多巴胺
　　D. 间羟胺　　　　　　　　　E. 异丙肾上腺素

X 型题

35. 对青霉素敏感的细菌有　　　　　　　　　　　　　　　　　　　　　　　　(　　)
　　A. 溶血性链球菌　　　　　　B. 草绿色链球菌　　　　　C. 肺炎球菌
　　D. 脑膜炎球菌　　　　　　　E. 炭疽杆菌

36. 抗铜绿假单胞菌的广谱青霉素类药有　　　　　　　　　　　　　　　　　　(　　)
　　A. 羧苄西林　　　　　　　　B. 磺苄西林　　　　　　　C. 替卡西林
　　D. 美洛西林　　　　　　　　E. 阿洛西林

37. 第三代头孢菌素具有以下哪些特点　　　　　　　　　　　　　　　　　　　(　　)
　　A. 对肾的毒性低　　　　　　B. 对革兰阳性菌的抵抗能力强
　　C. 对革兰阴性菌的抵抗能力强　　D. 对 β-内酰胺酶最不稳定
　　E. 透过血-脑脊液屏障能力强

38. 军团菌感染应首选 （　　）
  A. 青霉素　　　　　　　　B. 链霉素　　　　　　　C. 土霉素
  D. 四环素　　　　　　　　E. 阿奇霉素

39. 罗红霉素与红霉素比较,主要特点是 （　　）
  A. 抗菌谱比红霉素广　　　B. 抗菌活性增强　　　　C. 半衰期延长
  D. 血中及组织中药物浓度高　E. 可透过血-脑脊液屏障

40. 氨基糖苷类抗生素的主要不良反应包括 （　　）
  A. 耳、肾毒性　　　　　　B. 骨髓抑制　　　　　　C. 过敏反应
  D. 神经肌肉阻滞　　　　　E. 二重感染

41. 四环素类药物临床可治疗 （　　）
  A. 立克次体感染　　　　　B. 支原体感染　　　　　C. 衣原体感染
  D. 鼠疫　　　　　　　　　E. 布鲁菌病

42. 氯霉素为广谱速效抑菌药,其不良反应包括 （　　）
  A. 抑制骨髓造血功能　　　B. 灰婴综合征　　　　　C. 二重感染
  D. 胃肠反应　　　　　　　E. 影响胎儿、小儿骨骼和牙齿发育

二、填空题

1. 头孢菌类药具有 ＿＿＿＿＿、＿＿＿＿＿、＿＿＿＿＿、＿＿＿＿等优点。

2. 长期使用第一代头孢菌素类药物,要注意监测尿蛋白、血尿及观察尿量、尿色,原因是＿＿＿＿＿＿。

3. 红霉素治疗泌尿道感染时合用＿＿＿＿＿可增强疗效,不宜与酸性药物配伍。静滴时应采用单独的静脉通道,以防＿＿＿＿＿的发生。用药(尤其是红霉素酯类)期间,应定期检查＿＿＿＿。

4. 万古霉素不良反应主要是＿＿＿＿＿、＿＿＿＿＿、＿＿＿＿。

5. 链霉素是第一个用于临床的＿＿＿＿＿,也是＿＿＿＿、＿＿＿＿的首选药,亦可与＿＿＿＿＿合用治疗细菌性心内膜炎。

6. 氨基糖苷类抗生素口服不易吸收,作为＿＿＿＿＿用药;注射给药主要分布在＿＿＿＿＿,主要以原型经＿＿＿＿＿排泄。

7. 氨基糖苷类抗生素给药期间一旦出现明显呼吸减弱时,可用＿＿＿＿、＿＿＿＿来抢救。

8. 多黏菌素类可引起＿＿＿＿、＿＿＿＿、＿＿＿＿等不良反应。

9. 米诺环素属长效＿＿＿＿四环素类药物,其抗菌活性＿＿＿＿多西环素。

10. 四环素为广谱抗生素,但对＿＿＿＿、＿＿＿＿和＿＿＿＿等无效。

11. 四环素的主要不良反应有＿＿＿＿、＿＿＿＿、＿＿＿＿等。

12. 氯霉素不良反应有＿＿＿＿＿、＿＿＿＿＿、＿＿＿＿＿、＿＿＿＿。

三、名词解释

1. 二重感染　2. 灰婴综合征

四、问答题

1. 说出青霉素的不良反应及防治方法。
2. 简述第三代头孢菌素抗菌谱的特点。
3. 阿莫西林与克拉维酸为何制成复方制剂？
4. 氨基糖苷类药物的主要不良反应有哪些？
5. 试述影响四环素吸收的因素。
6. 四环素的不良反应及其防治措施有哪些？

第五章　人工合成抗菌药

【知识导图】

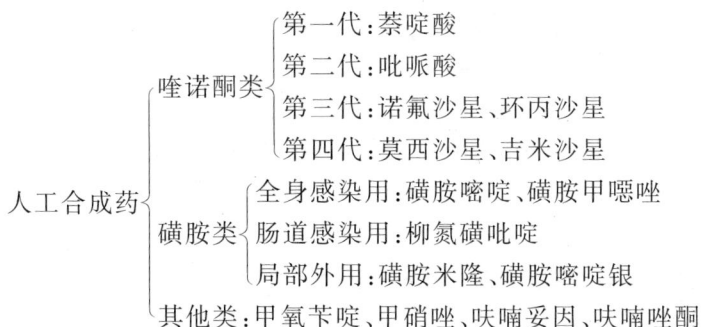

【目标自测题】

一、选择题

A₁ 型题

1. 喹诺酮类药物的抗菌机制是　　　　　　　　　　　　　　　　　　　　　　　　（　　）

　　A. 抑制脱氧核糖核酸回旋酶　　　　B. 抑制细胞壁　　　　　C. 抑制蛋白质的合成

　　D. 影响叶酸代谢　　　　　　　　　E. 影响 RNA 的合成

2. 下列哪项不是氟喹诺酮类药的共同特点　　　　　　　　　　　　　　　　　　（　　）

　　A. 抗菌谱广　　　　　　　　　　　B. 抗菌作用强　　　　　C. 不良反应少

　　D. 口服吸收好　　　　　　　　　　E. 细菌对其不产生耐药性

3. 抗菌谱广，但是单独应用易使细菌产生耐药性，一般无法单独应用的药物是　　（　　）

　　A. 甲氧苄啶　　　　　　　　　　　B. 氧氟沙星　　　　　　C. 环丙沙星

　　D. 磺胺嘧啶　　　　　　　　　　　E. 甲硝唑

4. 新生儿使用磺胺类药物易出现脑核黄疸，是因为药物　　　　　　　　　　　　（　　）

　　A. 减少胆红素的排泄　　　　　　　B. 与胆红素竞争血浆蛋白结合部位

　　C. 降低血-脑脊液屏障功能　　　　 D. 促进新生儿红细胞溶解

　　E. 抑制肝药酶

5. 竞争性对抗磺胺类药物作用的是　　　　　　　　　　　　　　　　　　　　　（　　）

　　A. PABA　　　　　　　　　　　　 B. 6-APA　　　　　　　C. TMP

　　D. 7-ACA　　　　　　　　　　　　E. GABA

6. 蛋白结合率最低，容易透过各种组织的磺胺药是　　　　　　　　　　　　　　（　　）

　　A. 磺胺异噁唑　　　　　　　　　　B. 磺胺甲噁唑　　　　　C. 磺胺嘧啶

　　D. 磺胺间甲氧嘧啶　　　　　　　　E. 以上都不是

7. 磺胺类药物的作用机制是　　　　　　　　　　　　　　　　　　　　　　　　（　　）

    A. 抑制二氢喋酸合成酶　　　　　　　B. 抑制二氢叶酸还原酶

    C. 抑制脱氧核糖核酸回旋酶　　　　　D. 抑制四氢叶酸还原酶

    E. 抑制四氢叶酸合成酶

8. 可用于防治烧伤或烫伤后创面感染的药物是　　　　　　　　　　　　　（　　）

    A. 磺胺醋酰钠　　　　　　　B. 磺胺嘧啶银　　　　　　C. 柳氮磺吡啶

    D. 磺胺甲噁　　　　　　　　E. 甲氧苄啶

9. TMP 的抗菌作用机制是抑制　　　　　　　　　　　　　　　　　　　　（　　）

    A. 二氢喋酸还原酶　　　　　B. 过氧化物酶　　　　　　C. 二氢喋酸合成酶

    D. DNA 回旋酶　　　　　　　E. β-内酰胺酶

10. 口服呋喃妥因可用于治疗　　　　　　　　　　　　　　　　　　　　　（　　）

    A. 肠道感染　　　　　　　　B. 泌尿道感染　　　　　　C. 全身感染

    D. 呼吸道感染　　　　　　　E. 眼部感染

A_2 题型

11. 女性,60 岁,因患严重泌尿道感染而静脉输注抗菌药物,输液过程中出现兴奋多语、坐立
　　不安等症状,可能是以下哪种抗菌药物引起　　　　　　　　　　　　　（　　）

    A. 阿洛西林　　　　　　　　B. 阿米卡星　　　　　　　C. 头孢克肟

    D. 左氧氟沙星　　　　　　　E. 青霉素 G

12. 女性,40 岁,上呼吸道感染服用磺胺嘧啶时加服碳酸氢钠的目的是　　　（　　）

    A. 增强抗菌疗效　　　　　　B. 加快药物吸收速度　　　C. 防止过敏反应

    D. 防止药物排泄过快　　　　E. 使尿偏碱性,增加药物溶解度

A_3/A_4 题型

(13～14 共用题干)

    患者,男性,61 岁,因前列腺炎给予静脉滴注左氧氟沙星注射液 0.2g、5% 葡萄糖注射液
250ml,约 30min 左右患者出现精神异常、兴奋多语、坐立不安、两手向空中抓挠现象。

13. 该患者出现不良反应的原因以下哪项除外　　　　　　　　　　　　　　（　　）

    A. 老年人对中枢兴奋药较为敏感　　B. 滴注速度过快

    C. 药物有兴奋中枢神经系统作用　　D. 选择葡萄糖作为溶媒不合适

    E. 药物浓度过高

14. 除哪项外均为左氧氟沙星在使用时应注意的事项　　　　　　　　　　　（　　）

    A. 用药期间应避免日光直射　　　　B. 不应饮用咖啡与浓茶,多饮水

    C. 不宜与抗酸药合用　　　　　　　D. 注意有否出现关节病样症状

    E. 监测血压变化

X 型题

15. 关于氟喹诺酮类药的描述,正确的是　　　　　　　　　　　　　　　　（　　）

    A. 不宜用于儿童　　　　　　　　　B. 不宜用于有癫痫病史者

    C. 不宜与抗酸药同服　　　　　　　D. 不宜用于孕妇

    E. 不宜与茶碱类、咖啡因合用

16. 第三代喹诺酮药有　　　　　　　　　　　　　　　　　　　　　　　　（　　）

    A. 吡哌酸　　　　　　　　　　B. 依诺沙星　　　　　　　C. 环丙沙星

D. 洛美沙星　　　　　　　　　　E. 培氟沙星

17. 口服难吸收,主要用于肠道感染的药物有　　　　　　　　　　　　　　　　（　　）

A. 磺胺米隆　　　　　　　　　B. 磺胺嘧啶银　　　　　　C. 呋喃唑酮

D. 柳氮磺吡啶　　　　　　　　E. 呋喃妥因

18. 磺胺类药物常见的不良反应包括　　　　　　　　　　　　　　　　　　　　（　　）

A. 结晶尿、血尿和尿闭等症状　　B. 药热、皮疹、偶见多形性红斑及剥脱性皮炎

C. 白细胞减少症　　　　　　　　D. 再生障碍性贫血

E. 新生儿、早产儿黄疸

19. SMZ 和 TMP 联合应用的特点是　　　　　　　　　　　　　　　　　　　（　　）

A. 二者的主要药代学参数相近　　B. 抗菌谱扩大

C. 合用后的抗菌活性增加,甚至呈现杀菌作用

D. 减少细菌耐药性的产生

E. 对磺胺类耐药的细菌对复方新诺明仍然敏感

20. 治疗流脑首选磺胺嘧啶(SD)是因为　　　　　　　　　　　　　　　　　　（　　）

A. 对脑膜炎双球菌敏感　　　　B. 血浆蛋白结合率低　　　C. 细菌产生抗药性较慢

D. 血浆蛋白结合率高　　　　　E. 以上都不是

21. 乙胺嘧啶和磺胺类可以合用是因为　　　　　　　　　　　　　　　　　　（　　）

A. 两药的半衰期相近　　B. 双重阻断疟原虫叶酸代谢的两个环节,可增强抗疟作用

C. 促进肠道对药物的吸收　　　　E. 根治间日疟　　　E. 延缓耐药性的产生

二、填空题

1. 喹诺酮类药物通过抑制_____,阻碍细菌_____而达到杀菌
作用。

2. 磺胺类制剂口服时,应_____,以求迅速显效,为减轻肾毒性,必要时应同服____
_____、_____。

3. 磺胺药的基本化学结构与_____相似,能与_____竞争_____,妨
碍_____的形成,从而影响细菌核酸的合成,发挥抗菌作用。

4. 磺胺类药物主要从肾脏以原型药、乙酰化代谢产物、葡糖醛酸结合物三种形式排泄,其中
乙酰化代谢产物在_____尿中溶解度高,在_____尿液中易结晶析出。

5. 在磺胺类药物中,_____的钠盐几乎不具有刺激性,药物的组织穿透力强,适用于治
疗眼科感染性疾患。

6. 呋喃唑酮在胃肠道_____吸收,临床上主要用于_____感染性疾病。

三、问答题

1. 简述氟喹诺酮类药的共同特点。

2. 简述磺胺类的不良反应与防治措施。

3. 简述 SMZ 与 TMP 配伍的药理学依据。

第六章　抗结核病药及抗麻风病药

【知识导图】

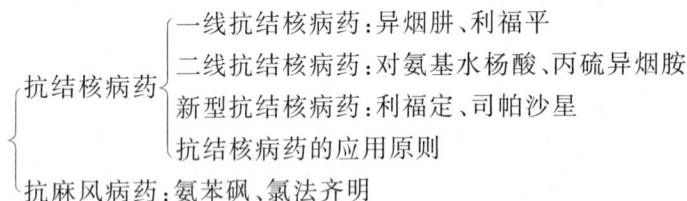

抗结核病药
- 一线抗结核病药:异烟肼、利福平
- 二线抗结核病药:对氨基水杨酸、丙硫异烟胺
- 新型抗结核病药:利福定、司帕沙星
- 抗结核病药的应用原则

抗麻风病药:氨苯砜、氯法齐明

【目标自测题】

一、选择题

A_1 型题

1. 异烟肼抗结核的作用特点为　　　　　　　　　　　　　　　　　（　　）
    A. 只对细胞内结核杆菌有效　　　　B. 只对细胞外结核杆菌有效
    C. 单用时结核杆菌不易产生耐药性
    D. 对大多数革兰阳性菌有效
    E. 是治疗各型结核病的首选药
2. 应用异烟肼时常并用维生素 B_6 的目的是　　　　　　　　　　（　　）
    A. 增强治疗　　　　　　　　B. 防治周围神经炎　　　　C. 延缓抗药性
    D. 减轻肝损害　　　　　　　E. 以上都不是
3. 利福平对哪种疾病无效　　　　　　　　　　　　　　　　　　　（　　）
    A. 肺结核　　　　　　　　　B. 麻风病　　　　　　C. 金黄色葡萄球菌感染
    D. 沙眼　　　　　　　　　　E. 真菌感染
4. 利福平与对氨基水杨酸合用,作用降低是因为　　　　　　　　　（　　）
    A. 肝药酶诱导作用　　　　　B. 肝药酶抑制作用　　　C. 利福平代谢加快
    D. 利福平代谢减慢　　　　　E. 减少利福平吸收
5. 抗结核杆菌作用弱,但可延缓细菌产生耐药性,常与其他抗结核菌药合用的是　（　　）
    A. 异烟肼　　　　　　　　　B. 利福平　　　　　　C. 链霉素
    D. PAS　　　　　　　　　　E. 庆大霉素
6. 应注意,有耳毒性的抗结核药是　　　　　　　　　　　　　　　（　　）
    A. 异烟肼　　　　　　　　　B. 乙胺丁醇　　　　　C. 链霉素
    D. 吡嗪酰胺　　　　　　　　E. 庆大霉素
7. 抗结核药的应用原则不包括　　　　　　　　　　　　　　　　　（　　）
    A. 早期用药　　　　　　　　B. 间歇用药　　　　　C. 剂量适当
    D. 联合用药　　　　　　　　E. 全程规律用药

8. 最常用的抗麻风病药是 （　　）

　　A. 青霉素 　　　　　　　　B. 链霉素 　　　　　　　C. 氨苯砜

　　D. 氨硫脲 　　　　　　　　E. 环丙沙星

A₂ 题型

9. 女性,40 岁,因患肺结核长期服抗结核药治疗,出现视野缩小等,确诊为球后视神经炎,是由于应用哪个药物引起 （　　）

　　A. 利福平 　　　　　　　　B. 链霉素 　　　　　　　C. 异烟肼

　　D. 乙胺丁醇 　　　　　　　E. 吡嗪酰胺

10. 男性,28 岁,近 2 个月来午后低热、咳嗽、痰中带血、消瘦,经诊断为支气管内膜结核,医生开方用异烟肼＋乙胺丁醇＋利福平治疗。第二天发现尿的颜色变红疑是血尿,去医院询问,原因是 （　　）

　　A. 病情加重 　　　　　　　B. 药物导致肾毒性 　　　C. 药物过敏

　　D. 药物及代谢物的颜色 　　E. 药物相互作用

X 型题

11. 抗结核病菌药有 （　　）

　　A. 青霉素 　　　　　　　　B. 异烟肼 　　　　　　　C. 利福平

　　D. 乙胺丁醇 　　　　　　　E. 对氨基水杨酸钠

12. 异烟肼作用特点 （　　）

　　A. 选择性高 　　　　　　　B. 抗菌力强 　　　　　　C. 穿透性能好

　　D. 单用易产生抗药性 　　　E. 乙酰化速率有明显个体差异

13. 异烟肼与下列哪些药物合用时应谨慎 （　　）

　　A. 苯妥英钠 　　　　　　　B. 华法林 　　　　　　　C. 维生素 B₆

　　D. 利福平 　　　　　　　　E. 吡嗪酰胺

14. 链霉素抗结核药物特点有 （　　）

　　A. 适用于纤维空洞型肺结核 　B. 穿透力强 　　　　　C. 穿透力弱

　　D. 单用易产生抗药性 　　　E. 有耳毒性

15. 长期应用会损害肝功能的药物有 （　　）

　　A. 异烟肼 　　　　　　　　B. 链霉素 　　　　　　　C. 乙胺丁醇

　　D. 利福平 　　　　　　　　E. 吡嗪酰胺

16. 对麻风杆菌有效的抗菌药有 （　　）

　　A. 氯法齐明 　　　　　　　B. 利福平 　　　　　　　C. 氨苯砜

　　D. 乙硫异烟胺 　　　　　　E. 巯苯咪唑

二、填空题

1. 异烟肼仅对_____有效,具有_____、_____、_____、_____的特点,为治疗各型结核病有首选药。

2. 异烟肼在肝内乙酰化速度有明显的种族和个体差异,因此可分为_____和_____两种。我国人口中,以_____型为主。

3. 利福平与对氨基水杨酸合用时,需间隔 8～12h,原因是_____。

4. _____为治疗麻风病的首选药,单用易产生耐药性,与_____联合使用可延缓耐

　　药性的产生。

三、问答题

简述异烟肼有哪些不良反应。

第七章 抗真菌药及抗病毒药

【知识导图】

抗真菌药 {
主要抗浅部真菌药:制霉菌素、克霉唑
主要抗深部真菌药:两性霉素 B、伊曲康唑
抗艾滋病病毒药:齐多夫定、HIV 蛋白酶抑制药
}

抗病毒药 {
抗流感病毒药:金刚烷胺、利巴韦林
抗疱疹病毒药:阿昔洛韦、阿糖腺苷
抗乙肝病毒药:干扰素、聚肌胞
}

【目标自测题】

一、选择题

A_1 型题

1. 对浅表和深部真菌都有较好疗效的药物是 （　）
　　A. 两性霉素 B 　　　　　　　　　B. 灰黄霉素 　　　　　　C. 氟胞嘧啶
　　D. 制霉菌素 　　　　　　　　　　E. 伊曲康唑

2. 下列哪种药物主要用于治疗阴道、胃肠道和口腔的念珠菌病 （　）
　　A. 制霉菌素 　　　　　　　　　　B. 灰黄霉素 　　　　　　C. 碘化物
　　D. 两性霉素 B 　　　　　　　　　E. 利福平

3. 不良反应最小的咪唑类抗真菌药是 （　）
　　A. 克霉唑 　　　　　　　　　　　B. 咪康唑 　　　　　　　C. 酮康唑
　　D. 氟康唑 　　　　　　　　　　　E. 以上都不是

4. 非广谱抗真菌药是 （　）
　　A. 酮康唑 　　　　　　　　　　　B. 氟康唑 　　　　　　　C. 灰黄霉素
　　D. 两性霉素 B 　　　　　　　　　E. 伊曲康唑

5. 外用无效,需口服治疗体表癣病的药是 （　）
　　A. 灰黄霉素 　　　　　　　　　　B. 两性霉素 B 　　　　　C. 制霉菌素
　　D. 咪康唑 　　　　　　　　　　　E. 酮康唑

6. 治疗深部真菌感染,与两性霉素 B 合用产生协同作用的是 （　）
　　A. 氟胞嘧啶 　　　　　　　　　　B. 灰黄霉素 　　　　　　C. 特比奈芬
　　D. 克霉唑 　　　　　　　　　　　E. 咪康唑

7. 金刚烷胺能特异地抑制哪种病毒感染 （　）
　　A. 甲型流感病毒 　　　　　　　　B. 乙型流感病毒 　　　　C. 单纯疱疹病毒
　　D. 腮腺炎病毒 　　　　　　　　　E. 麻疹病毒

8. 主要用于治疗急性上皮型疱疹性角膜炎的药物是 （　）

  A. 金刚烷胺   B. 阿昔洛韦   C. 利巴韦林

  D. 碘苷   E. 吗啉胍

9. 可治疗疱疹病毒感染的是   （ ）

  A. 伊曲康唑   B. 利巴韦林   C. 金刚烷胺

  D. 阿昔洛韦   E. 两性霉素 B

A_2 题型

10. 女性,36 岁,左脚中趾甲板增厚、变脆、表面失去光泽,呈灰白色,根据既往癣病史和真菌
  镜检阳性。诊断为甲真菌病,下列何药必须口服治疗才有效   （ ）

  A. 酮康唑   B. 两性霉素 B   C. 克霉唑

  D. 灰黄霉素   E. 以上都不是

X 型题

11. 治疗浅部真菌感染的药物有   （ ）

  A. 灰黄霉素   B. 制霉菌素   C. 两性霉素 B

  D. 克霉唑   E. 酮康唑

12. 治疗白色念珠菌感染的药物有   （ ）

  A. 氟胞嘧啶   B. 制霉菌素   C. 两性霉素 B

  D. 多黏菌素   E. 氟康唑

13. 阿昔洛韦主要用于   （ ）

  A. 单纯疱疹病毒   B. 生殖器疱疹   C. 带状疱疹

  D. 流感病毒   E. 乙型肝炎病毒

14. 利巴韦林主要用于   （ ）

  A. 甲型流感病毒   B. 乙型流感病毒   C. 甲型肝炎

  D. 麻疹   E. 乙型肝炎病毒

15. 用于病毒感染的药物,包括   （ ）

  A. 利福平   B. 利巴韦林   C. 阿昔洛韦

  D. 干扰素   E. 金刚烷胺

二、填空题

1. 咪康唑局部用药制剂称_____,临床主要局部外用,治疗_____。

2. 只有当深部真菌感染病情严重呈现进行性发展时,_____方可作为治疗的首
  选药。

3. _____是第一个上市的抗 HIV 药,为_____抑制剂。

4. _____可防治甲型流感病毒,还能治疗_____。

5. _____是目前最有效的抗单纯疱疹病毒药物之一。

6. 利巴韦林是广谱抗病毒药,既能抗_____病毒,又能抗_____病毒。

三、问答题

试述抗病毒药物的主要作用机制。

第八章　消毒防腐药

【知识导图】

消毒防腐药
- 酚类:苯酚、鱼石脂、间苯二酚、煤酚皂溶液
- 醇类:乙醇
- 酸类:苯甲酸、硼酸、水杨酸、乙酸
- 碱类:氧化钙、氢氧化钠
- 氧化剂:高锰酸钾、过氧乙酸、过氧化氢溶液
- 卤素类:含氯石灰、二氯异氰尿酸钠、二氧化氯、"84"消毒液、洗消净、碘、聚维酮碘、碘仿
- 重金属类:汞溴红、硫柳汞、炉甘石洗剂、硝酸银、炉甘石洗剂
- 表面活性剂:醋酸氯己定、苯扎溴铵
- 染料类:甲紫、依沙吖啶
- 挥发性溶剂:甲醛溶液、戊二醛

【目标自测题】

一、选择题

A_1 型题

1. 遇有机物放出新生氧,通过氧化菌体内活性基团而杀菌的是　　　　　　　　　(　　)
   - A. 酚类
   - B. 表面活性剂
   - C. 重金属类
   - D. 卤素类
   - E. 氧化剂

2. 碘酊用于一般皮肤黏膜消毒时的浓度是　　　　　　　　　　　　　　　　(　　)
   - A. 1%
   - B. 2%
   - C. 3%
   - D. 5%
   - E. 10%

3. 新洁尔灭用于皮肤黏膜消毒时的溶液浓度是　　　　　　　　　　　　　　(　　)
   - A. 0.05%
   - B. 0.1%
   - C. 0.5%
   - D. 0.01%
   - E. 0.03%

4. 煤酚皂溶液用于环境消毒时的浓度是　　　　　　　　　　　　　　　　(　　)
   - A. 0.1%～0.5%
   - B. 1%～2%
   - C. 3%～5%
   - D. 5%～10%
   - E. 40%～50%

5. 常用于洗胃、水果消毒冲洗的氧化剂是　　　　　　　　　　　　　　　　(　　)
   - A. 苯甲酸
   - B. 苯扎溴铵
   - C. 依沙吖啶
   - D. 高锰酸钾
   - E. 过氧乙酸

6. 既可用于皮肤黏膜化脓性感染的冲洗,也常用于引产的药物是　　　　　　(　　)
   - A. 碘附
   - B. 过氧化氢
   - C. 依沙吖啶

D. 高锰酸钾　　　　　　　　E. 新洁尔灭

7. 下列哪项不是乙醇的用途　　　　　　　　　　　　　　　　（　　）

　　A. 皮肤消毒　　　　　　B. 器械消毒　　　　　C. 皮肤擦澡

　　D. 防止褥疮　　　　　　E. 伤口黏膜消毒

8. 下列除哪项外对细菌、芽孢、病毒均有效　　　　　　　　　（　　）

　　A. 过氧乙酸　　　　　　B. 乙醇　　　　　　　C. 戊二醛

　　D. 甲醛　　　　　　　　E. 聚维酮碘

二、问答题

消毒药和防腐药有什么区别？在临床应用上要注意哪些问题？

第九章　抗菌药物的合理应用

【知识导图】

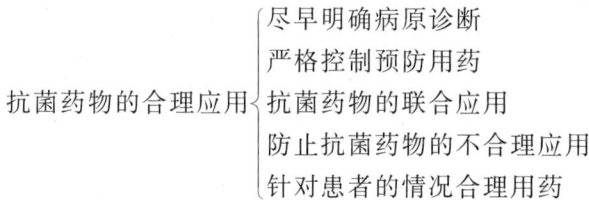

抗菌药物的合理应用 { 尽早明确病原诊断
严格控制预防用药
抗菌药物的联合应用
防止抗菌药物的不合理应用
针对患者的情况合理用药

【目标自测题】

一、选择题

A_1 型题

1. 繁殖期杀菌药与静止期杀菌药合用的效果是　　　　　　　　　　　　　（　　）
   A. 增强　　　　　　　　　　B. 相加　　　　　　　　　　C. 拮抗
   D. 无关　　　　　　　　　　E. 相减

2. 有协同作用的抗菌药物是　　　　　　　　　　　　　　　　　　　　　（　　）
   A. 青霉素＋罗红霉素　　　　B. 青霉素＋氯霉素　　　　　C. 青霉素＋四环素
   D. 青霉素＋庆大霉素　　　　E. 青霉素＋头孢拉定

3. 下列哪种联合用药不恰当　　　　　　　　　　　　　　　　　　　　　（　　）
   A. 青霉素＋链霉素　　　　　B. 两性霉素 B＋氟胞嘧啶
   C. 青霉素＋庆大霉素　　　　D. 卡那霉素＋庆大霉素
   E. 红霉素＋多黏菌素

4. 孕妇可选用的抗生素为　　　　　　　　　　　　　　　　　　　　　　（　　）
   A. 庆大霉素　　　　　　　　B. 青霉素　　　　　　　　　C. 氯霉素
   D. 四环素类　　　　　　　　E. 红霉素

5. 新生儿应避免使用的抗生素为　　　　　　　　　　　　　　　　　　　（　　）
   A. 头孢唑林　　　　　　　　B. 青霉素　　　　　　　　　C. 氯霉素
   D. 阿莫西林　　　　　　　　E. 红霉素

6. 下列哪种情况不适合联合用抗菌药　　　　　　　　　　　　　　　　　（　　）
   A. 肠穿孔引起的腹膜炎　　　B. 病因不明的一般感染　　　C. 隐球菌脑膜炎
   D. 结核病　　　　　　　　　E. 链球菌引起的心内膜炎

X 型题

7. 肝功能损害患者应尽量避免使用下列哪些药物　　　　　　　　　　　　（　　）
   A. 红霉素　　　　　　　　　B. 氯霉素　　　　　　　　　C. 四环素
   D. 磺胺类　　　　　　　　　E. 两性霉素

8. 肾功能损害患者应尽量避免使用下列哪些药物 （ ）

    A.青霉素   B.万古霉素   C.红霉素

    D.多黏菌素   E.氨基糖苷类

9. 采用哪些措施可减少细菌对抗菌药物的耐药性 （ ）

    A.严格掌握抗菌药物的适应证,减少滥用   B.给予足够的剂量和疗程

    C.联合用药   D.有计划地轮换用药

    E.尽量避免局部用药

二、填空题

联合用药的目的在于＿＿＿＿＿＿＿＿＿＿＿＿、＿＿＿＿＿＿＿＿＿＿＿和＿＿＿＿＿＿＿＿＿＿＿。

三、问答题

1. 简述抗菌药物应用的基本原则。

2. 试述广谱抗生素引起二重感染的原因及表现。

第十章　抗寄生虫药

【知识导图】

抗寄生虫药
- 抗疟药
  - 疟原虫生活史和抗疟药的作用环节
  - 常用抗疟药
    - 主要控制疟疾症状的药物:氯喹、青蒿素
    - 主要用于控制复发和传播的抗疟药:伯氨喹
    - 主要用于预防的抗疟药:乙胺嘧啶
- 抗阿米巴病药
  - 治疗肠内、肠外阿米巴病药:甲硝唑
  - 治疗肠内阿米巴病药:双碘喹啉
  - 治疗肠外阿米巴病药:氯喹
- 抗滴虫病药:乙酰胂胺
- 抗血吸虫病药:吡喹酮、硫氯酚
- 抗丝虫病药:乙胺嗪、伊维菌素、呋喃嘧酮
- 抗利什曼原虫病药:硫氯酚
- 抗肠蠕虫药:甲苯达唑、阿苯达唑、哌嗪、左旋咪唑

【目标自测题】

一、选择题

A_1 型题

1. 用于控制良性疟复发和传播的药物是　　　　　　　　　　　　　　（　　）

    A. 伯氨喹　　　　　　　　　　B. 氯喹　　　　　　　　　　C. 奎宁

    D. 乙胺丁醇　　　　　　　　　E. 青蒿素

2. 关于抗疟药下列说法正确的是　　　　　　　　　　　　　　　　　（　　）

    A. 奎宁可以根治良性疟　　　　　　　B. 青蒿素治疗疟疾最大缺点是复发率高

    C. 乙胺嘧啶不能用作抗疟药的病因性预防

    D. 伯氨喹可以用作抗疟药的病因性预防

    E. 氯喹对阿米巴肝脓肿无效

3. 通过抑制疟原虫的二氢叶酸还原酶,阻碍核酸合成的药物是　　　　（　　）

    A. 伯氨喹　　　　　　　　　　B. 奎宁　　　　　　　　　　C. 青蒿素

    D. 双氢青蒿素　　　　　　　　E. 乙胺嘧啶

4. 伯氨喹引起特异质反应发生急性溶血性贫血和高铁血红蛋白血症的原因是（　　）

    A. 缺乏乳酸脱氢酶　　　　　　B. 缺少叶酸

    C. 肾近曲小管细胞合成红细胞生成素减少

    D. 红细胞内缺乏 6-磷酸葡萄糖脱氢酶

    E. 胃黏膜萎缩导致"内因子"缺乏,影响维生素 B_{12} 吸收

5. 关于氯喹下列说法错误的是　　　　　　　　　　　　　　　　　　（　　）
    A. 是用于控制症状的抗疟药　　　　　B. 不能用于病因学治疗
    C. 具有在红细胞内浓集的特点,有利于杀灭疟原虫
    D. 可以根治间日疟
    E. 对间日疟原虫和三日疟原虫以及敏感的恶性疟原虫红细胞内期裂殖体有杀灭作用
6. 根治间日疟最好选用　　　　　　　　　　　　　　　　　　　　　（　　）
    A. 伯氨喹＋氯喹　　　　　B. 氯喹＋青蒿素　　　　　C. 青蒿素＋乙胺嘧啶
    D. 青蒿琥酯＋乙胺嘧啶　　　　　E. 伯氨喹＋乙胺嘧啶
7. 我国学者首次研制出来的抗疟药是　　　　　　　　　　　　　　　（　　）
    A. 奎宁　　　　　B. 伯氨喹　　　　　C. 氯喹
    D. 青蒿素　　　　　E. 乙胺嘧啶
8. 能抑制乙醇代谢的抗阿米巴药是　　　　　　　　　　　　　　　　（　　）
    A. 甲硝唑　　　　　B. 依米丁　　　　　C. 喹碘方
    D. 氯喹　　　　　E. 巴龙霉素
9. 甲硝唑的抗阿米巴作用是通过杀灭　　　　　　　　　　　　　　　（　　）
    A. 阿米巴包囊　　　　　B. 肠腔内原虫　　　　　C. 阿米巴大滋养体
    D. 阿米巴包囊＋阿米巴大滋养体　　　　　E. 阿米巴包囊＋肠腔内原虫
10. 治疗急性阿米巴痢疾和阿米巴肝脓肿的首选药是　　　　　　　　（　　）
    A. 二氯尼特　　　　　B. 巴龙霉素　　　　　C. 甲硝唑
    D. 二氢依米丁　　　　　E. 伯氨喹
11. 甲硝唑最常见的不良反应是　　　　　　　　　　　　　　　　　（　　）
    A. 白细胞减少　　　　　B. 急性溶血性贫血　　　　　C. 恶心和口腔金属味
    D. 肢体麻木　　　　　E. 致突变
12. 只对肠外阿米巴有效的药物是　　　　　　　　　　　　　　　　（　　）
    A. 氯喹　　　　　B. 依米丁　　　　　C. 喹碘方
    D. 甲硝唑　　　　　E. 巴龙霉素
13. 抗血吸虫病的首选药物是　　　　　　　　　　　　　　　　　　（　　）
    A. 吡喹酮　　　　　B. 酒石酸锑钾　　　　　C. 乙胺嗪
    D. 阿苯达唑　　　　　E. 乙胺嘧
14. 乙胺嗪对下列哪种寄生虫最有效　　　　　　　　　　　　　　　（　　）
    A. 阴道毛滴虫　　　　　B. 丝虫　　　　　C. 血吸虫
    D. 贾第鞭毛虫　　　　　E. 钩虫
15. 治疗黑热病的药物有　　　　　　　　　　　　　　　　　　　　（　　）
    A. 氯硝柳胺　　　　　B. 甲硝唑　　　　　C. 吡喹酮
    D. 乙胺嗪　　　　　E. 葡萄糖酸锑钠
16. 抗肠蛲虫的首选药是　　　　　　　　　　　　　　　　　　　　（　　）
    A. 左旋咪唑　　　　　B. 甲苯咪唑　　　　　C. 喹碘方
    D. 氯喹　　　　　E. 替硝唑
17. 既是抗血吸虫病的首选药,又是抗绦虫病的首选药是　　　　　　（　　）

    A.氯硝柳胺　　　　　　　　B.二氢依米丁　　　　　　C.吡喹酮
    D.乙胺嗪　　　　　　　　　E.阿苯达唑

18. 可治疗蛔虫和钩虫混合感染的药物是 （　　）
    A.阿苯达唑　　　　　　　　B.氯硝柳胺　　　　　　　C.吡喹酮
    D.乙胺嗪　　　　　　　　　E.甲苯达唑

19. 绦虫病首选药是 （　　）
    A.槟榔、南瓜子　　　　　　B.甲苯达唑 B　　　　　　C.氯硝柳胺
    D.吡喹酮　　　　　　　　　E.左旋咪唑

20. 治疗蛲虫病的药物有 （　　）
    A.哌嗪　　　　　　　　　　B.左旋咪唑　　　　　　　C.噻嘧啶
    D.恩波吡维铵　　　　　　　E.甲苯咪唑

A₂ 型题

21. 某疟疾患者突然出现昏迷性休克,医生给予静脉滴注硫酸奎宁抢救,抢救过程中出现高热、寒战、血红蛋白尿、急性肾功能衰竭,应改用下列哪种药物继续治疗 （　　）
    A.氯喹　　　　　　　　　　B.乙胺嘧啶　　　　　　　C.甲氟喹
    D.伯氨喹　　　　　　　　　E.青蒿素

22. 某患者最近出现腹痛、腹泻、粪便带脓血,遂取粪便作病原学检查,检出阿米巴滋养体,经替硝唑治疗后,症状消失,为了防止复发,应选用下列哪种药物继续治疗 （　　）
    A.甲硝唑　　　　　　　　　B.巴龙霉素　　　　　　　C.二氯尼特
    D.伯氨喹　　　　　　　　　E.二氢依米丁

23. 某大学生,因食用未煮熟的米猪肉,癫痫发作,伴头痛、视力模糊、颅内压增高等症状,经确诊为脑囊虫病,应首选下列哪个药物进行治疗 （　　）
    A.氯硝柳胺　　　　　　　　B.阿苯达唑　　　　　　　C.二氢依米丁
    D.巴龙霉素　　　　　　　　E.甲苯达唑

24. 某干部参加长江下游某城市抗洪抢险归来后 2 月,出现腹泻、肝区不适等症状,检查确诊为血吸虫病,应选用下列哪个药物进行治疗 （　　）
    A.阿苯达唑　　　　　　　　B.氯硝柳胺　　　　　　　C.吡喹酮
    D.乙胺嗪　　　　　　　　　E.甲苯达唑

A₃/A₄ 型题

(25～26 共用题干)

    患者,男性,48 岁,曾进入疟区,二周后,自觉骤感畏寒,皮肤起鸡皮疙瘩,口唇、指甲发绀,颜面苍白,全身发抖,盖几床被子不能制止,持续约 10min,寒战自然停止,面色转红,发绀消失,体温迅速上升,全身大汗淋漓,体温达 40℃。根据临床检查,诊断为疟疾。

25. 控制疟疾症状的药物是 （　　）
    A.二氢依米丁　　　　　　　B.青蒿素　　　　　　　　C.乙胺嘧啶
    D.阿苯达唑　　　　　　　　E.甲硝唑

26. 为根治疟疾和防止复发可选用 （　　）
    A.氯喹　　　　　　　　　　B.乙胺嘧啶　　　　　　　C.甲氟喹
    D.伯氨喹　　　　　　　　　E.青蒿素

二、填空题

1. 控制疟疾症状的药物有_____、_____、_____;控制疟疾复发和传播的药物有_____;主要用于病因性预防的药物有_____。

2. 氯喹的抗疟作用主要是杀灭_____;伯氨喹的抗疟作用主要是杀灭间日疟_____、_____;乙胺嘧啶的抗疟作用主要是杀灭_____。

3. 氯喹对眼损害较大,用药中应密切注意患者_____变化,定期进行_____检查。

4. 对蛔虫、蛲虫作用较强,与噻嘧啶合用产生拮抗作用的抗肠蠕虫药是_____。

5. 奎宁用量大时可出现_____,一旦出现该症状应减量或停药;乙胺嘧啶治疗时,为避免_____缺乏,应嘱咐患者多摄入。

6. 青蒿素抗疟作用优点有_____、_____、_____;缺点是_____。

7. 甲硝唑的药理作用有_____、_____、_____、_____。

8. 吡喹酮对血吸虫有强大的杀灭作用,具有_____、_____、_____、_____等优点,主要用于治疗_____。此外对_____、_____、_____、_____等也有较好疗效。

9. _____为丝虫病的首选药,丝虫的成虫和蚴虫死亡释放出大量异体蛋白引起_____。

10. 服用氯硝柳胺前应服_____,以防虫卵逆流入胃,服药后应及时服_____,使绦虫节片未被消化前被排出。

三、名词解释

金鸡纳反应

四、问答题

1. 简述抗疟药的分类及代表药物。
2. 试述甲硝唑的临床应用及不良反应。

第十一章　抗恶性肿瘤药

【知识导图】

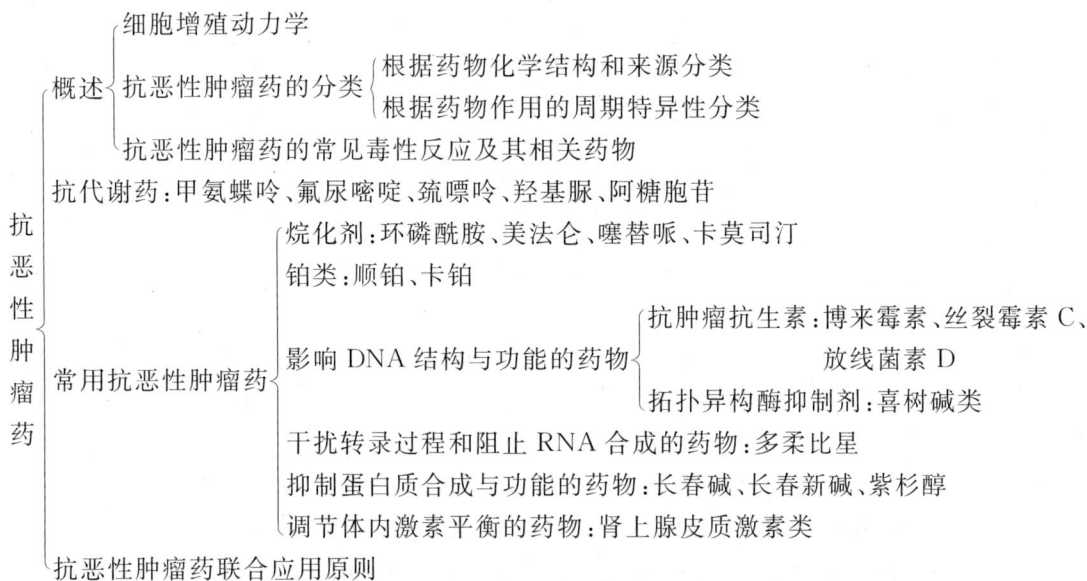

【目标自测题】

一、选择题

A₁ 型题

1. 甲氨蝶呤是常用的抗恶性肿瘤药,为减轻其骨髓抑制毒性反应,保护正常骨髓,常与下列哪种药合用 （　　）

    A. 叶酸   B. 维生素 B₁₂   C. 碳酸氢钠

    D. 美司钠   E. 亚叶酸钙

2. 以下抗恶性肿瘤药物中属于 S 期特异性的药物是 （　　）

    A. 放线菌素 D   B. 环磷酰胺   C. 甲氨蝶呤

    D. 门冬酰胺酶   E. 鬼臼毒素

3. 抗恶性肿瘤药物白消安的临床最佳适应证是 （　　）

    A. 急性淋巴细胞性白血病   B. 急性粒细胞性白血病

    C. 慢性淋巴细胞性白血病   D. 慢性粒细胞性白血病

    E. 多发性骨髓瘤

4. 下列抗癌抗生素中,骨髓抑制副作用较轻的是 （　　）

    A. 柔红霉素   B. 博来霉素   C. 丝裂霉素 C

    D. 放线菌素 D   E. 羟基柔红霉素

5. 阿糖胞苷的抗恶性肿瘤的作用机制是 （ ）
   A. 二氢叶酸还原酶抑制剂　　　　　B. 胸苷酸合成酶抑制剂
   C. 嘌呤核苷酸互变抑制剂　　　　　D. 核苷酸还原酶抑制剂
   E. 脱氧核糖核酸多聚酶抑制剂

6. 下列抗恶性肿瘤药物的作用机制为干扰核蛋白体功能的是 （ ）
   A. 长春新碱　　　　　B. 紫杉醇　　　　　C. 三尖杉生物碱
   D. 门冬酰胺酶　　　　E. 长春碱

7. 顺铂作为常见抗恶性肿瘤药物,首选用于治疗 （ ）
   A. 慢性淋巴细胞性白血病　　　　B. 非精原细胞性睾丸瘤
   C. 多发性骨髓瘤　　　　　　　　D. 恶性淋巴瘤
   E. 绒毛膜上皮细胞癌

8. 5-氟尿嘧啶可作为下列哪种肿瘤的临床基本用药 （ ）
   A. 消化道肿瘤　　　　　　　B. 急性淋巴细胞白血病
   C. 慢性粒细胞性白血病　　　D. 绒毛膜上皮癌
   E. 恶性黑色素瘤

9. 使用长春新碱后,肿瘤细胞较多的处于增殖周期的哪一期 （ ）
   A. G_0 期　　　　　B. G_1 期　　　　　C. S 期
   D. G_2 期　　　　　E. M 期

10. 恶性肿瘤化疗后易于复发,其原因是 （ ）
    A. M 期细胞对抗肿瘤药物不敏感　B. S 期细胞对抗肿瘤药物不敏感
    C. G_1 期细胞对抗肿瘤药物不敏感　D. G_0 期细胞对抗肿瘤药物不敏感
    E. G_2 期细胞对抗肿瘤药物不敏感

11. 下列抗恶性肿瘤药物中,对骨髓造血功能没有抑制作用的是 （ ）
    A. 植物碱类　　　　　B. 激素类　　　　　C. 抗生素类
    D. 烷化剂　　　　　　E. 抗代谢类

12. 环磷酰胺对哪种恶性肿瘤疗效显著 （ ）
    A. 多发性骨髓瘤　　　　　B. 急性淋巴细胞性白血病　C. 卵巢癌
    D. 乳腺癌　　　　　　　　E. 恶性淋巴瘤

13. 对儿童急性淋巴细胞性白血病,下列抗恶性肿瘤药物中疗效好、见效快的是 （ ）
    A. 6-巯基嘌呤　　　　　B. 阿糖胞苷　　　　　C. 长春新碱
    D. 环磷酰胺　　　　　　E. 丝裂霉素

14. 烷化剂中易诱发出血性膀胱炎的药物是 （ ）
    A. 氮芥　　　　　　B. 卡莫司汀　　　　　C. 环磷酰胺
    D. 氮甲　　　　　　E. 苯丁酸氮芥

15. 长期应用多柔米星易引起的特有毒性反应为 （ ）
    A. 心肌退行性病变和心肌间质水肿　B. 呼吸系统肺纤维化　C. 肝脏毒性
    D. 出血性膀胱炎　　　　　　　　　E. 外周神经毒性

16. 青年妇女激素依赖性播散性乳腺癌最有效的治疗药物是 （ ）
    A. 己烯雌酚　　　　　B. 丙酸睾酮　　　　　C. 甲氨蝶呤

D. 白消安 　　　　　　　　　　E. 放射性碘[131]I

A2 型题

17. 患者,男性,40岁,左上腹饱胀半年余,乏力,查体轻度贫血貌,脾肿大,血化验嗜酸嗜碱性粒细胞增多,进一步骨髓检查和染色体及基因检测,确诊为慢性粒细胞白血病。最好选用下列哪种药物进行治疗 （　　）

　　A. 塞替哌 　　　　　　　　　B. 环磷酰胺 　　　　　　C. 白消安

　　D. 柔红霉素 　　　　　　　　E. 博来霉素

18. 患者,男性,60岁,因患恶性淋巴瘤采用环磷酰胺治疗,出现血尿,采取的用药护理措施下列哪项除外 （　　）

　　A. 嘱咐患者多饮水 　　　　　B. 利尿 　　　　　　　　C. 给予美司钠

　　D. 监测血常规 　　　　　　　E. 监测尿常规

A3/A4 型题

(19~20 题共用题干)

　　某一男性儿童,6岁,患急性淋巴细胞性白血病,采用起效快、疗效突出的长春新碱治疗。

19. 长春新碱作用于肿瘤细胞增殖的哪期 （　　）

　　A. G_0 期 　　　　　　　　　B. G_1 期 　　　　　　　C. G_2 期

　　D. M 期 　　　　　　　　　　E. S 期

20. 长春新碱给药方法是 （　　）

　　A. 静脉注射 　　　　　　　　B. 肌内注射 　　　　　　C. 皮下注射

　　D. 皮内注射 　　　　　　　　E. 鞘内注射

(21~22 题共用题干)

　　患者,女性,45岁,因患急性淋巴性白血病,伴头痛、恶心呕吐、视物模糊、面部感觉异常等。采用甲氨蝶呤治疗,用药后一周,骨髓抑制不良反应明显。

21. 为缓解骨髓抑制症状,宜用下列何药治疗 （　　）

　　A. 铁剂 　　　　　　　　　　B. 维生素 B_{12} 　　　　　C. 叶酸

　　D. 甲酰四氢叶酸 　　　　　　E. 红细胞生成素

22. 为了缓解白血病的中枢症状,甲氨蝶呤可采用哪种给药方法 （　　）

　　A. 静脉注射 　　　　　　　　B. 肌内注射 　　　　　　C. 皮下注射

　　D. 皮内注射 　　　　　　　　E. 鞘内注射

X 型题

23. 以下药物中,属于周期特异性抗恶性肿瘤药物的是 （　　）

　　A. 甲氨蝶呤 　　　　　　　　B. 5-氟尿嘧啶 　　　　　C. 长春新碱

　　D. 环磷酰胺 　　　　　　　　E. 鬼臼毒素

24. 以下药物中,属于周期非特异性抗肿瘤药物的是 （　　）

　　A. 环磷酰胺 　　　　　　　　B. 氮芥 　　　　　　　　C. 放线菌素 D

　　D. 柔红霉素 　　　　　　　　E. 泼尼松

25. 甲氨蝶呤为常用抗恶性肿瘤药物,以下有关其作用特点的说法正确的是 （　　）

　　A. 化学结构与叶酸类似,抑制二氢叶酸还原酶

B. 使四氢叶酸不能变成二氢叶酸,从而干扰脱氧核糖核酸和 RNA 合成

C. 临床主要用于儿童急性淋巴细胞白血病

D. 主要不良反应有消化道反应、骨髓抑制和脱发等

E. 妊娠早期应用可致畸胎

26. 抗恶性肿瘤药的联合应用,可以从以下几方面考虑用药　　　　　　　　　(　　)

A. 作用于细胞增殖周期的不同期　B. 产生不同的毒性反应

C. 抗癌作用原理不同　　　　　　　D. 抗癌谱不同

E. 给药途径不同

二、填空题

1. 按抗恶性肿瘤药对细胞增殖周期的作用分为＿＿＿＿＿、＿＿＿＿＿两大类。

2. 作用于 S 期特异性药物有＿＿＿＿＿、＿＿＿＿＿、＿＿＿＿＿、＿＿＿＿＿等。

3. 在抗恶性肿瘤药物作用机制中,环磷酰胺是＿＿＿＿＿;长春新碱是抑制＿＿＿＿＿;抗代谢药是影响＿＿＿＿＿等生化环节,阻止细胞分裂增殖而显效。

4. 依据细胞增殖动力学规律,对于增长缓慢的肿瘤,先用＿＿＿＿＿,再用＿＿＿＿＿。对于快速生长的肿瘤,则先用＿＿＿＿＿,再用＿＿＿＿＿。

5. 抗恶性肿瘤药常见不良反应有＿＿＿＿＿、＿＿＿＿＿、＿＿＿＿＿、＿＿＿＿＿、＿＿＿＿＿等。

三、名词解释

1. 细胞周期非特异性药物

2. 细胞周期特异性药物

四、问答题

1. 简述抗肿瘤药物的共同不良反应。

2. 说出环磷酰胺的作用特点。

3. 简述抗恶性肿瘤药物的合理应用原则。

第三篇　传出神经系统药物

第十二章 传出神经系统药物概述

【知识导图】

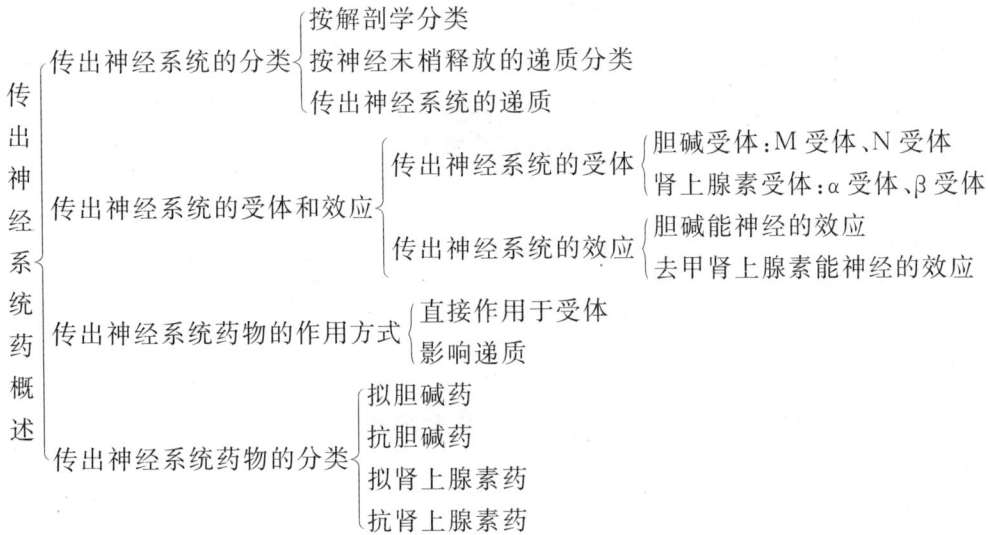

【目标自测题】

一、选择题

A_1 型题

1. 胆碱能神经不包括 （　　）

A. 运动神经　　　　　　　　　　B. 全部副交感神经节前纤维

C. 全部交感神经节前纤维　　　　D. 绝大部分交感神经节后纤维

E. 少部分支配汗腺的交感神经节后纤维

2. 乙酰胆碱作用的主要消除方式是 （　　）

A. 被单胺氧化酶所破坏　　　B. 被磷酸二酯酶破坏　　　C. 被胆碱酯酶破坏

D. 被氧位甲基转移酶破坏　　E. 被神经末梢再摄取

3. 去甲肾上腺素作用的主要消除方式是 （　　）

A. 被单胺氧化酶所破坏　　　B. 被磷酸二酯酶破坏　　　C. 被胆碱酯酶破坏

D. 被氧位甲基转移酶破坏　　E. 被神经末梢再摄取

4. 外周肾上腺素能神经合成与释放的主要递质是 （　　）

A. 肾上腺素　　　　　　　B. 去甲肾上腺素　　　　　C. 异丙肾上腺素

D. 多巴胺　　　　　　　　E. 间羟胺

5. 乙酰胆碱释放至突触间隙,其作用消失的主要原因是 （　　）

A. 单胺氧化酶代谢　　　　　B. 肾排出　　　　　　　C. 神经末梢再摄取

D. 乙酰胆碱酯酶代谢　　　　　　　　E. 儿茶酚胺氧位甲基转移酶代谢

6. 外周胆碱能神经合成与释放的递质是　　　　　　　　　　　　　　（　　）
  A. 琥珀胆碱　　　　　　　　B. 氨甲胆碱　　　　　　　C. 烟碱
  D. 乙酰胆碱　　　　　　　　E. 胆碱

X 型题

7. 去甲肾上腺素能神经兴奋可引起　　　　　　　　　　　　　　　　（　　）
  A. 心收缩力增强　　　　　　B. 支气管舒张　　　　　　C. 皮肤黏膜血管收缩
  D. 脂肪、糖原分解　　　　　E. 瞳孔开大肌收缩（扩瞳）

8. 胆碱能神经兴奋可引起　　　　　　　　　　　　　　　　　　　　（　　）
  A. 心收缩力减弱　　　　　　B. 骨骼肌收缩　　　　　　C. 支气管胃肠道收缩
  D. 腺体分泌增多　　　　　　E. 瞳孔括约肌收缩（缩瞳）

二、填空题

1. 传出神经系统包括＿＿＿＿＿＿＿＿＿＿和＿＿＿＿＿＿＿＿＿＿＿＿＿。

2. 胆碱能神经纤维包括＿＿＿＿＿＿＿＿＿、＿＿＿＿＿＿＿＿＿、＿＿＿＿＿、
  ＿＿＿＿＿＿＿和＿＿＿＿＿＿＿＿＿＿＿＿＿。

三、问答题

1. 简述传出神经系统受体的类型、主要分布部位及其生理效应。

2. 试述传出神经药物与神经递质间相互关系。

第十三章　拟胆碱药

【知识导图】

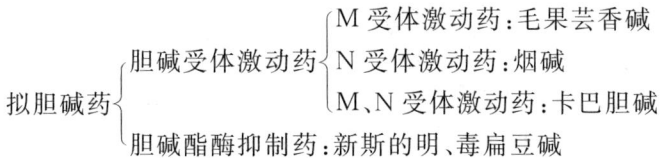

$$拟胆碱药\begin{cases}胆碱受体激动药\begin{cases}M受体激动药:毛果芸香碱\\N受体激动药:烟碱\\M、N受体激动药:卡巴胆碱\end{cases}\\胆碱酯酶抑制药:新斯的明、毒扁豆碱\end{cases}$$

【目标自测题】

A_1 型题

1. 毛果芸香碱缩瞳是 　　　　　　　　　　　　　　　　　　　　（　）
    A. 激动瞳孔扩大肌的 α 受体,使其收缩
    B. 激动瞳孔括约肌的 M 受体,使其收缩
    C. 阻断瞳孔扩大肌的 α 受体,使其收缩
    D. 阻断瞳孔括约肌的 M 受体,使其收缩
    E. 阻断瞳孔括约肌的 M 受体,使其松弛

2. 新斯的明最强的作用是 　　　　　　　　　　　　　　　　　　（　）
    A. 膀胱逼尿肌兴奋　　　　　　B. 心脏抑制　　　　　　C. 腺体分泌增加
    D. 骨骼肌兴奋　　　　　　　　E. 胃肠平滑肌兴奋

3. 有机磷酸酯类中毒者反复大剂量注射阿托品后,原中毒症状缓解或消失,但又出现兴奋、
    心悸、瞳孔扩大、视近物模糊、排尿困难等症状,此时应采用 　　　　　　（　）
    A. 山莨菪碱对抗新出现的症状　　B. 毛果芸香碱对抗新出现的症状
    C. 东莨菪碱以缓解新出现的症状　　D. 继续应用阿托品可缓解新出现症状
    E. 持久抑制胆碱酯酶

4. 治疗重症肌无力,应首选 　　　　　　　　　　　　　　　　　　（　）
    A. 毛果芸香碱　　　　　　　　B. 阿托品　　　　　　C. 琥珀胆碱
    D. 毒扁豆碱　　　　　　　　　E. 新斯的明

5. 用新斯的明治疗重症肌无力,产生了胆碱能危象 　　　　　　　　　（　）
    A. 表示药量不足,应增加用量　　B. 表示药量过大,应减量停药
    C. 应用中枢兴奋药对抗　　　　　D. 应该用琥珀胆碱对抗
    E. 应该用阿托品对抗

6. 毛果芸香碱对眼的作用和应用是 　　　　　　　　　　　　　　　（　）
    A. 阻断瞳孔扩大肌 α 受体,缩瞳,降低眼内压,治疗青光眼
    B. 阻断瞳孔括约肌 M 受体,缩瞳,降低眼内压,治疗青光眼
    C. 兴奋瞳孔括约肌 M 受体,缩瞳,降低眼内压,治疗青光眼

    D. 抑制胆碱酯酶,间接的拟胆碱作用,缩瞳,降低眼内压,治疗青光眼

    E. 兴奋瞳孔扩大肌 α 受体,缩瞳,降低眼内压,治疗青光眼

7. 毒扁豆碱对眼的作用和应用是　　　　　　　　　　　　　　　　　　　（　　）

    A. 阻断瞳孔扩大肌 α 受体,缩瞳,降低眼内压,治疗青光眼

    B. 阻断瞳孔括约肌 M 受体,缩瞳,降低眼内压,治疗青光眼

    C. 兴奋瞳孔括约肌 M 受体,缩瞳,降低眼内压,治疗青光眼

    D. 抑制胆碱酯酶,间接的拟胆碱作用,缩瞳,降低眼内压,治疗青光眼

    E. 兴奋瞳孔扩大肌 α 受体,缩瞳,降低眼内压,治疗青光眼

8. 直接激动 M 受体药物是　　　　　　　　　　　　　　　　　　　　　（　　）

    A. 琥珀胆碱　　　　　　　　B. 有机磷酸酯类　　　　　C. 毛果芸香碱

    D. 毒扁豆碱　　　　　　　　E. 新斯的明

9. 具有直接激动 N_M 受体和胆碱酯酶抑制作用的药物是　　　　　　　　（　　）

    A. 琥珀胆碱　　　　　　　　　　B. 有机磷酸酯类　　　　C. 毛果芸香碱

    D. 毒扁豆碱　　　　　　　　　　E. 新斯的明

A_2 型题

10. 女性,50 岁。患者因剧烈眼痛、头痛、恶心、呕吐,来院急诊。检查:明显的睫状充血,角膜水肿,前房浅。瞳孔中等度开大,呈竖椭圆形,眼压升高为 6.7kPa。房角镜检查:房角关闭。诊断:闭角型青光眼急性发作。应立即给该患者哪种药治疗　　　　（　　）

    A. 毛果芸香碱　　　　　　　　B. 新斯的明　　　　　　　C. 阿托品

    D. 肾上腺素　　　　　　　　　E. 去甲肾上腺素

X 型题

11. 拟胆碱药有　　　　　　　　　　　　　　　　　　　　　　　　　　（　　）

    A. 毛果芸香碱　　　　　　　　B. 哌仑西平　　　　　　　C. 毒扁豆碱

    D. 新斯的明　　　　　　　　　E. 筒箭毒碱

12. 下列属胆碱酯酶抑制药是　　　　　　　　　　　　　　　　　　　　（　　）

    A. 有机磷酸酯类　　　　　　　B. 毒蕈碱　　　　　　　　C. 烟碱

    D. 毒扁豆碱　　　　　　　　　E. 新斯的明

13. 毛果芸香碱可用于治疗　　　　　　　　　　　　　　　　　　　　　（　　）

    A. 尿潴留　　　　　　　　　　B. 青光眼　　　　　　　　C. 虹膜睫状体炎

    D. 阿托品中毒　　　　　　　　E. 重症肌无力

14. 新斯的明的禁忌证是　　　　　　　　　　　　　　　　　　　　　　（　　）

    A. 尿路梗阻　　　　　　　　　B. 腹气胀　　　　　　　　C. 机械性肠梗阻

    D. 支气管哮喘　　　　　　　　E. 青光眼

二、填空题

1. 毛果芸香碱能直接激动＿＿＿＿受体,对眼的作用是＿＿＿＿＿、＿＿＿＿和＿＿＿＿。

2. 对 M、N 胆碱受体都有激动作用的药物是＿＿＿＿,主要激动 M 胆碱受体的药物是＿＿＿＿＿＿＿＿,主要激动 N 胆碱受体的药物是＿＿＿＿。

3. 新斯的明兴奋骨骼肌的作用机制为＿＿＿＿＿＿、＿＿＿＿＿＿、＿＿＿＿＿＿,临床可用于＿＿＿＿＿。

三、问答题

1. 试述毛果芸香碱治疗青光眼的作用机制。
2. 新斯的明的药理作用和临床应用各是什么？

第十四章 抗胆碱药

【知识导图】

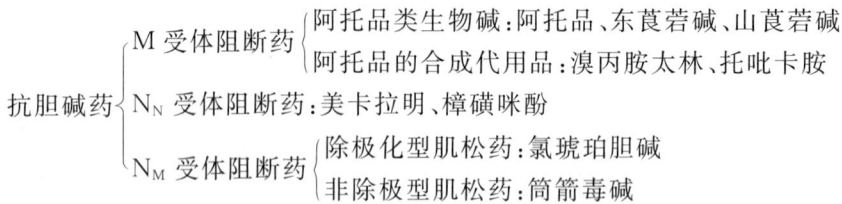

抗胆碱药
- M 受体阻断药
  - 阿托品类生物碱：阿托品、东莨菪碱、山莨菪碱
  - 阿托品的合成代用品：溴丙胺太林、托吡卡胺
- N_N 受体阻断药：美卡拉明、樟磺咪酚
- N_M 受体阻断药
  - 除极化型肌松药：氯琥珀胆碱
  - 非除极型肌松药：筒箭毒碱

【目标自测题】

一、选择题

A_1 型题

1. 关于阿托品作用的叙述中，下面哪项是错误的 　　　( )
   A. 治疗作用和副作用可以互相转化　B. 口服不易吸收，必须注射给药
   C. 可以升高血压　　　　　　　　　D. 可以加快心率
   E. 解痉作用与平滑肌功能状态有关

2. 阿托品抗休克的主要机制是 　　　( )
   A. 对抗迷走神经，使心跳加快　　　B. 兴奋中枢神经，改善呼吸
   C. 舒张血管，改善微循环　　　　　D. 扩张支气管，增加肺通气量
   E. 舒张冠状动脉及肾血管

3. 阿托品显著解除平滑肌痉挛是 　　　( )
   A. 支气管平滑肌　　　　B. 胆管平滑肌　　　　C. 胃肠平滑肌
   D. 子宫平滑肌　　　　　E. 膀胱平滑肌

4. 治疗过量阿托品中毒的药物是 　　　( )
   A. 山莨菪碱　　　　　　B. 东莨菪碱　　　　　C. 后马托品
   D. 琥珀胆碱　　　　　　E. 毛果芸香碱

5. 东莨菪碱与阿托品的作用相比较，前者最显著的差异是 　　　( )
   A. 抑制腺体分泌　　　　B. 松弛胃肠平滑肌　　C. 松弛支气管平滑肌
   D. 中枢抑制作用　　　　E. 扩瞳、升高眼压

6. 山莨菪碱抗感染性休克，主要是因其能 　　　( )
   A. 扩张小动脉，改善微循环　　　　B. 解除支气管平滑肌痉挛
   C. 解除胃肠平滑肌痉挛　　　　　　D. 兴奋中枢
   E. 降低迷走神经张力，使心跳加快

7. 琥珀胆碱的骨骼肌松弛机制是 　　　( )
   A. 中枢性肌松作用　　　　　　　　B. 抑制胆碱酯酶

　　C. 促进运动神经末梢释放乙酰胆碱　D. 抑制运动神经末梢释放乙酰胆碱

　　E. 运动终板突触后膜产生持久去极化

8. 筒箭毒碱的骨骼肌松弛机制是　　　　　　　　　　　　　　　　　　　　（　　）

　　A. 竞争拮抗乙酰胆碱与 N_M 受体结合　B. 促进运动神经末梢释放乙酰胆碱

　　C. 抑制运动神经末梢释放乙酰胆碱　　D. 抑制胆碱酯酶

　　E. 中枢性肌松作用

9. 使用治疗量的琥珀胆碱时,少数人会出现强而持久的肌松作用,其原因是　　（　　）

　　A. 甲状腺功能低下　　　　　　　　　B. 遗传性胆碱酯酶缺乏

　　C. 肝功能不良,使代谢减少　　　　　D. 对本品有变态反应

　　E. 肾功能不良,药物的排泄减少

10. 阿托品对胆碱受体的作用　　　　　　　　　　　　　　　　　　　　　　（　　）

　　A. 对 M、N 胆碱受体有同样阻断作用　　　B. 对 N_N、N_M 受体有同样阻断作用

　　C. 阻断 M 胆碱受体,也阻断 N_M 胆碱受体　　D. 对 M 受体有较高的选择性

　　E. 以上都不对

11. 对一口服敌敌畏中毒的患者,治疗错误的是　　　　　　　　　　　　　　（　　）

　　A. 抽出胃液和毒物、洗胃　　　　　B. 立即将患者移出有毒场所

　　C. 使用抗胆碱酯酶药　　　　　　　D. 使用氯解磷定

　　E. 及早、足量、反复注射阿托品

A_2 型题

12. 某男,45 岁。双眼睑下垂 6～7d,逐渐加重,近一两天四肢活动无力,晨起轻微,下午加重,休息后减轻,活动后加重。诊断:重症肌无力。对该患者最好用哪种药物治疗

　　　　　　　　　　　　　　　　　　　　　　　　　　　　　　　　　　（　　）

　　A. 毛果芸香碱　　　　　　B. 毒扁豆碱　　　　　　C. 新斯的明

　　D. 阿托品　　　　　　　　E. 加兰他敏

13. 男性,55 岁。一小时前因右侧腰背部剧烈疼痛,难以忍受,出冷汗,服颠茄片不见好转,来院急诊。尿常规检查:可见红细胞。B 型超声波检查:肾结石。患者宜用何药缓解疼痛

　　　　　　　　　　　　　　　　　　　　　　　　　　　　　　　　　　（　　）

　　A. 阿托品　　　　　　　　B. 哌替啶　　　　　　　C. 阿托品并用哌替啶

　　D. 吗啡　　　　　　　　　E. 阿托品并用布洛芬

14. 女性,27 岁,有机磷酸酯类中毒。在药物抢救过程中,患者出现瞳孔散大,全身皮肤干燥,颜面潮红,心率加快,可能是由下列何种药物引起的　　　　　　　　　（　　）

　　A. 阿托品　　　　　　　　B. 毛果芸香碱　　　　　C. 氯解磷定

　　D. 碘解磷定　　　　　　　E. 新斯的明

A_3/A_4 型题

(13～14 题共用题干)

　　某患儿,3 岁,因误服敌敌畏迅速送医院抢救。患儿口吐白沫,大小便失禁,肌颤症状。

15. 洗胃后给予应用何药治疗　　　　　　　　　　　　　　　　　　　　　　（　　）

　　A. 加大阿托品用量并合用氯解磷定　B. 加大氯解磷定用量　　　C. 立即停用阿托品

　　D. 加大阿托品用量　　　　　　　　　E. 氯解磷定逐渐减量至停药

16. 用药后患者出现皮肤潮红,瞳孔扩大,心率加快,应采取以下哪种措施　　　　（　　）

　　A.肌内注射普萘洛尔　　　　　　　B.肌内注射新斯的明　　　C.立即停用阿托品

　　D.立即停用阿托品并肌内注射毛果芸香碱　　　　E.阿托品逐渐减量至停药

X 型题

17. M 胆碱受体阻断药有　　　　　　　　　　　　　　　　　　　　　　　　（　　）

　　A.筒箭毒碱　　　　　　　　　　　B.阿托品　　　　　　　　C.哌仑西平

　　D.山莨菪碱　　　　　　　　　　　E.东莨菪碱

18. 青光眼患者禁用的药物有　　　　　　　　　　　　　　　　　　　　　　（　　）

　　A.山莨菪碱　　　　　　　　　　　B.氯琥珀胆碱　　　　　　C.东莨菪碱

　　D.筒箭毒碱　　　　　　　　　　　E.后马托品

19. 阿托品应用注意项是　　　　　　　　　　　　　　　　　　　　　　　　（　　）

　　A.青光眼禁用　　　　　　　　　　B.心动过缓禁用　　　　　C.高热者禁用

　　D.用量随病因而异　　　　　　　　E.前列腺肥大禁用

20. 下列需用阿托品与镇痛药配伍治疗平滑肌痉挛痛的有　　　　　　　　　　（　　）

　　A.胃肠痉挛　　　　　　　　　　　B.支气管痉挛　　　　　　C.肾绞痛

　　D.胆绞痛　　　　　　　　　　　　E.心绞痛

21. 胆碱酯酶复活药有　　　　　　　　　　　　　　　　　　　　　　　　　（　　）

　　A.碘解磷定　　　　　　　　　　　B.阿托品　　　　　　　　C.氯解磷定

　　D.东莨菪碱　　　　　　　　　　　E.新斯的明

22. 用于解救有机磷酸酯类中毒的药物是　　　　　　　　　　　　　　　　　（　　）

　　A.毛果芸香碱　　　　　　　　　　B.新斯的明　　　　　　　C.氯解磷定

　　D.碘解磷定　　　　　　　　　　　E.阿托品

二、填空题

1. 麻醉前给阿托品主要目的是＿＿＿＿＿＿＿＿＿＿＿＿＿＿＿＿＿＿＿＿＿＿＿＿。

2. 治疗胆绞痛和肾绞痛宜以＿＿＿＿＿＿和＿＿＿＿＿＿合用。

3. 氯琥珀胆碱的肌松作用以＿＿＿＿和＿＿＿＿部位最明显,其在体内可被＿＿＿＿和＿＿＿＿

　　中的＿＿＿＿＿＿＿＿＿＿＿＿＿＿所水解。

4. 有机磷酸酯类轻度中毒可出现＿＿＿＿＿＿样症状;中度中毒出现＿＿＿＿＿＿样症状;重度

　　中毒可出现＿＿＿＿＿＿症状。

三、问答题

1. 阿托品的药理作用和临床应用各有哪些?

2. 氯琥珀胆碱过量为什么不能用新斯的明解救?

3. 试述有机磷中毒的治疗措施。

第十五章　拟肾上腺素药

【知识导图】

拟肾上腺素药 $\begin{cases} \alpha、\beta 受体激动药：肾上腺素、麻黄碱、多巴胺 \\ \alpha 受体激动药：去甲肾上腺素、间羟胺、去氧肾上腺素 \\ \beta 受体激动药：异丙肾上腺素 \end{cases}$

【目标自测题】

一、选择题

A_1 型题

1. 禁止用于皮下和肌内注射的拟肾上腺素药物是　　　　　　　　　　　　　（　　）
   A. 肾上腺素　　　　　　　　　　B. 间羟胺　　　　　　　　　　C. 去甲肾上腺素
   D. 麻黄碱　　　　　　　　　　　E. 去氧肾上腺素

2. 溺水、麻醉意外引起的心脏骤停应选用　　　　　　　　　　　　　　　　　（　　）
   A. 去甲肾上腺素　　　　　　　　B. 肾上腺素　　　　　　　　　C. 麻黄碱
   D. 多巴胺　　　　　　　　　　　E. 地高辛

3. 能促进神经末梢递质释放,对中枢有兴奋作用的拟肾上腺素药是　　　　　　（　　）
   A. 异丙肾上腺素　　　　　　　　B. 肾上腺素　　　　　　　　　C. 多巴胺
   D. 麻黄碱　　　　　　　　　　　E. 去甲肾上腺素

4. 具有舒张肾血管的拟肾上腺素药是　　　　　　　　　　　　　　　　　　　（　　）
   A. 间羟胺　　　　　　　　　　　B. 多巴胺　　　　　　　　　　C. 去甲肾上腺素
   D. 肾上腺素　　　　　　　　　　E. 麻黄碱

5. 过量氯丙嗪引起的低血压,选用的对症治疗药物是　　　　　　　　　　　　（　　）
   A. 异丙肾上腺素　　　　　　　　B. 麻黄碱　　　　　　　　　　C. 肾上腺素
   D. 去甲肾上腺素　　　　　　　　E. 多巴胺

6. 微量肾上腺素与局麻药配伍目的主要是　　　　　　　　　　　　　　　　　（　　）
   A. 防止过敏性休克　　　　　　　B. 中枢镇静作用
   C. 局部血管收缩,促进止血　　　D. 延缓吸收,防止吸收中毒及延长局麻药作用时间
   E. 防止出现低血压

7. 治疗鼻炎、鼻窦炎出现的鼻黏膜充血,选用的滴鼻药是　　　　　　　　　　（　　）
   A. 去甲肾上腺素　　　　　　　　B. 肾上腺素　　　　　　　　　C. 异丙肾上腺素
   D. 麻黄碱　　　　　　　　　　　E. 多巴胺

8. 稀释后用于治疗上消化道出血的药物是　　　　　　　　　　　　　　　　　（　　）
   A. 麻黄碱　　　　　　　　　　　B. 多巴胺　　　　　　　　　　C. 去甲肾上腺素
   D. 异丙肾上腺素　　　　　　　　E. 肾上腺素

9. 异丙肾上腺素治疗哮喘剂量过大或过于频繁易出现的不良反应是　　　（　　）
　　A. 中枢兴奋症状　　　　　　　B. 体位性低血压　　　　　C. 舒张压升高
　　D. 心悸或心动过速　　　　　　E. 急性肾功能衰竭

10. 去甲肾上腺素作用最显著的组织器官是　　　　　　　　　　　　　　（　　）
　　A. 眼睛　　　　　　　　　　　B. 腺体　　　　　　　　　C. 胃肠和膀胱平滑肌
　　D. 骨骼肌　　　　　　　　　　E. 皮肤、黏膜及腹腔内脏血管

11. 麻黄碱与肾上腺素比较,前者作用特点是　　　　　　　　　　　　　（　　）
　　A. 升压作用弱、持久,易引起耐受性
　　B. 作用较强、不持久,能兴奋中枢
　　C. 作用弱、维持时间短,有舒张平滑肌作用
　　D. 可口服给药,可避免发生耐受性及中枢兴奋作用
　　E. 无血管扩张作用,维持时间长,无耐受性

12. 抢救心搏骤停的主要药物是　　　　　　　　　　　　　　　　　　（　　）
　　A. 麻黄碱　　　　　　　　　　B. 肾上腺素　　　　　　　C. 多巴胺
　　D. 间羟胺　　　　　　　　　　E. 苯茚胺

13. 下面哪一项不是肾上腺素的禁忌证　　　　　　　　　　　　　　　（　　）
　　A. 甲状腺功能亢进　　　　　　B. 高血压　　　　　　　　C. 糖尿病
　　D. 支气管哮喘　　　　　　　　E. 心源性哮喘

A₂ 题型

14. 女性,30 岁。因严重感染而发生休克并伴有少尿,宜用的抗休克药为　　（　　）
　　A. 去甲肾上腺素　　　　　　　B. 肾上腺素　　　　　　　C. 异丙肾上腺素
　　D. 多巴胺　　　　　　　　　　E. 间羟胺

15. 女性,44 岁。因心功能不全Ⅱ度,在用强心药治疗的过程中,心率突然减为 50 次/min,
　　此时应选用下述何种药物治疗　　　　　　　　　　　　　　　　（　　）
　　A. 阿托品　　　　　　　　　　B. 去甲肾上腺素　　　　　C. 肾上腺素
　　D. 间羟胺　　　　　　　　　　E. 多巴胺

16. 男,30 岁。拟在硬膜外麻醉下行胃大部切除术。为预防麻醉过程中出现血压下降,术前
　　应采用何种药物　　　　　　　　　　　　　　　　　　　　　　（　　）
　　A. 肾上腺素　　　　　　　　　B. 去甲肾上腺素　　　　　C. 间羟胺
　　D. 多巴胺　　　　　　　　　　E. 麻黄碱

A₃/A₄ 型题

(17～18 题共用题干)

　　某男,18 岁。寒战、高热,经细菌培养确诊为肺炎球菌性肺炎,但静滴青霉素几分钟后
即出现头昏、面色苍白、呼吸困难、血压下降等症状,诊断为青霉素过敏性休克。

17. 对该患者首选的抢救药物是　　　　　　　　　　　　　　　　　　（　　）
　　A. 多巴胺　　　　　　　　　　B. 异丙嗪　　　　　　　　C. 地塞米松
　　D. 肾上腺素　　　　　　　　　E. 去甲肾上腺素

18. 预防青霉素过敏反应的措施以下哪项除外　　　　　　　　　　　　（　　）
　　A. 做皮试　　　　　　　　　　B. 用葡萄糖溶液配制　　　C. 避免空腹时给药

D. 更换批号时重新做皮试　　　　E. 用生理盐水配制

(19～20题共用题干)

　　某男,24岁。因精神分裂症长期应用氯丙嗪治疗,1h前因吞服一整瓶氯丙嗪而入院。查体:患者昏睡,血压下降达休克水平,并出现心电图的异常。请问,此时除洗胃及其他对症治疗外,

19. 应给予的升压药物是　　　　　　　　　　　　　　　　　　　　　　(　　)

　　A. 肾上腺素　　　　　　　　B. 去甲肾上腺素　　　　　C. 异丙肾上腺素

　　D. 多巴胺　　　　　　　　　E. 麻黄碱

20. 该药的给药途径为　　　　　　　　　　　　　　　　　　　　　　　(　　)

　　A. 口服　　　　　　　　　　B. 皮下注射　　　　　　　C. 肌内注射

　　D. 静脉滴注　　　　　　　　E. 静脉推注

X型题

21. 主要作用于α和β受体的拟肾上腺素药有　　　　　　　　　　　　　(　　)

　　A. 去甲肾上腺素　　　　　　B. 异丙肾上腺素　　　　　C. 肾上腺素

　　D. 麻黄碱　　　　　　　　　E. 多巴胺

22. 主要激动α受体药有　　　　　　　　　　　　　　　　　　　　　　(　　)

　　A. 肾上腺素　　　　　　　　B. 去甲肾上腺素　　　　　C. 去氧肾上腺素

　　D. 间羟胺　　　　　　　　　E. 可乐定

23. 麻黄碱与肾上腺素相比,前者的特点是　　　　　　　　　　　　　　(　　)

　　A. 中枢兴奋较明显　　　　　B. 可口服给药

　　C. 扩张支气管作用强、快、短　D. 扩张支气管作用温和而持久

　　E. 反复应用易产生快速耐受性

24. 间羟胺与去甲肾上腺素相比,前者的特点是　　　　　　　　　　　　(　　)

　　A. 对β_1受体作用较弱　　　B. 升压作用弱而持久　　C. 较少引起心律失常

　　D. 较少引起少尿　　　　　　E. 可肌内注射或静脉滴注

25. 治疗房室传导阻滞的药物有　　　　　　　　　　　　　　　　　　　(　　)

　　A. 肾上腺素　　　　　　　　B. 去甲肾上腺素　　　　　C. 异丙肾上腺素

　　D. 阿托品　　　　　　　　　E. 去氧肾上腺素

26. 对肾脏血管有收缩作用的拟肾上腺素药是　　　　　　　　　　　　　(　　)

　　A. 去氧肾上腺素　　　　　　B. 异丙肾上腺素　　　　　C. 去甲肾上腺素

　　D. 肾上腺素　　　　　　　　E. 多巴胺

二、填空题

1. 小剂量多巴胺主要激动＿＿＿＿＿＿＿＿受体,使肾、肠系膜、脑及冠脉血管扩张;大剂量时则可激动＿＿＿＿受体,使血管收缩。

2. 异丙肾上腺素的临床用途有＿＿＿＿＿＿＿＿＿、＿＿＿＿＿＿＿＿＿、＿＿＿＿＿＿＿、＿＿＿＿＿＿＿＿。

3. 麻黄碱临床用途有＿＿＿＿＿＿＿＿＿＿、＿＿＿＿＿＿＿＿＿、＿＿＿＿＿＿＿＿＿＿。

三、问答题

1. 与肾上腺素比较,麻黄碱具有哪些特点?
2. 简述多巴胺用于抗休克的原理。
3. 试述肾上腺素治疗青霉素过敏性休克的药理学基础。

第十六章 抗肾上腺素药

【知识导图】

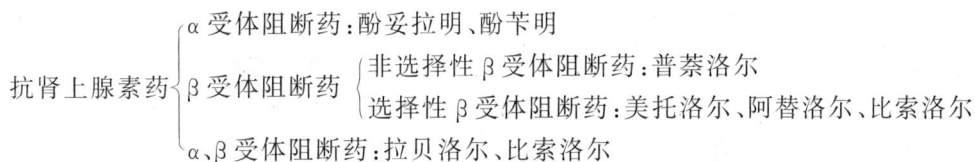

抗肾上腺素药
- α受体阻断药:酚妥拉明、酚苄明
- β受体阻断药
  - 非选择性β受体阻断药:普萘洛尔
  - 选择性β受体阻断药:美托洛尔、阿替洛尔、比索洛尔
- α、β受体阻断药:拉贝洛尔、比索洛尔

【目标自测题】

A_1 型题

1. 酚妥拉明的适应证中没有下面哪一项 （　　）
    A. 血栓性静脉炎   B. 冠心病   C. 难治性心衰
    D. 感染性休克   E. 嗜铬细胞瘤的术前应用

2. 酚妥拉明使血管扩张的原因是 （　　）
    A. 直接扩张血管和阻断α受体   B. 扩张血管和激动β受体
    C. 阻断α受体   D. 激动β受体   E. 直接扩张血管

3. 普萘洛尔没有下面哪一个作用 （　　）
    A. 抑制心脏   B. 减慢心率   C. 减少心肌耗氧量
    D. 收缩血管   E. 直接扩张血管产生降压作用

4. 普萘洛尔的禁忌证没有下面哪一项 （　　）
    A. 心律失常   B. 心源性休克   C. 房室传导阻滞
    D. 低血压   E. 支气管哮喘

5. 可翻转肾上腺素升压效应的药物是 （　　）
    A. N_N 受体阻断药   B. β受体阻断药   C. N_M 受体阻断药
    D. M 受体阻断药   E. α受体阻断药

6. 无内在拟交感活性的非选择性β受体阻断药是 （　　）
    A. 美托洛尔   B. 阿替洛尔   C. 拉贝洛尔
    D. 普萘洛尔   E. 哌唑嗪

7. 治疗外周血管痉挛性疾病的药物是 （　　）
    A. 拉贝洛尔   B. 酚苄明   C. 普萘洛尔
    D. 美托洛尔   E. 噻吗洛尔

8. 普萘洛尔不具有的作用是 （　　）
    A. 抑制肾素分泌   B. 呼吸道阻力增大   C. 抑制脂肪分解
    D. 增加糖原分解   E. 心收缩力减弱,心率减慢

9. β受体阻断药可引起 （　　）

A.增加肾素分泌　　　　　　B.增加糖原分解　　　　C.增加心肌耗氧量

D.房室传导加快　　　　　　E.外周血管收缩和阻力增加

A_2 型题

10. 某男,50 岁。右下肢跛行 5 年,诊断为雷诺综合征,首选的治疗药物为　　　　（　　）

　　A.异丙肾上腺素　　　　　　B.间羟胺　　　　　　C.酚妥拉明

　　D.普萘洛尔　　　　　　　　E.多巴胺

X 型题

11. α 受体阻断药有　　　　　　　　　　　　　　　　　　　　　　　　　（　　）

　　A.妥拉唑啉　　　　　　　　B.酚妥拉明　　　　　　C.新斯的明

　　D.酚苄明　　　　　　　　　E.哌唑嗪

12. β 受体阻断药的主要用途有　　　　　　　　　　　　　　　　　　　　（　　）

　　A.抗动脉粥样硬化　　　　　B.抗心律失常　　　　　C.抗心绞痛

　　D.抗高血压　　　　　　　　E.抗休克

13. 应用 β 受体阻断药的注意事项有　　　　　　　　　　　　　　　　　　（　　）

　　A.重度房室传导阻滞禁用　　B.长期用药不能突然停药

　　C.支气管哮喘慎用或禁用　　D.外周血管痉挛性疾病禁用

　　E.窦性心动过缓禁用

14. 普萘洛尔临床上用于治疗　　　　　　　　　　　　　　　　　　　　　　（　　）

　　A.高血压　　　　　　　　　B.过速型心律失常　　　C.心绞痛

　　D.甲状腺功能亢进　　　　　E.支气管哮喘

二、填空题

1. 酚妥拉明对心脏的兴奋作用是由于_____、_____和_____。

2. 长期应用 β 受体阻断药后突然停用可引起_____现象,其机制是引起 β 受体_____,故停药时应采用_____。

三、名词解释

肾上腺素升压作用的翻转

四、问答题

1. β 受体阻断药的药理作用有哪些? 禁忌证有哪些?

2. 简述 β 受体阻断药的不良反应及用药护理。

五、案例分析题

　　患者,女,72 岁。因窦性心动过缓常服阿托品治疗。近来感觉头痛、眼痛,并有畏光、流泪现象,视力明显下降。检查:瞳孔中等散大,对光反射迟钝,眼底视网膜血管阻塞,眼压 65mmHg。诊断:急性闭角型青光眼。

　　请问:(1)该患者用何药治疗? (2)使用滴眼剂时应注意哪些问题?

第四篇　中枢神经系统药物

第十七章 麻醉药

【知识导图】

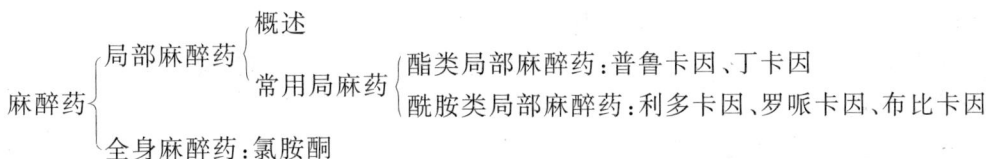

麻醉药 { 局部麻醉药 { 概述 / 常用局麻药 { 酯类局部麻醉药:普鲁卡因、丁卡因 / 酰胺类局部麻醉药:利多卡因、罗哌卡因、布比卡因 } } / 全身麻醉药:氯胺酮 }

【目标自测题】

一、选择题

A_1 型题

1. 全麻药的正确概念是 （　　）

　　A. 能长时间引起不同程度的意识和感觉消失,并用于外科手术的药

　　B. 一类能暂时引起不同程度的意识和感觉消失,并用于外科手术的药物

　　C. 一类能暂时引起感觉消失,不影响意识的药

　　D. 一类能暂时引起意识消失,不影响感觉的药物

　　E. 能阻断神经冲动的发生和传导,在意识清醒的条件下引起感觉消失的药物

2. 具有"分离麻醉"作用的新型全麻药是 （　　）

　　A. 甲氧氟烷　　　　　　　　　B. 氯胺酮　　　　　　　　　C. 麻醉乙醚

　　D. γ-羟基丁酸　　　　　　　　E. 硫喷妥钠

3. 采用硫喷妥钠静脉注射使患者很快进入外科麻醉期,称为 （　　）

　　A. 基础麻醉　　　　　　　　　B. 诱导麻醉　　　　　　　　C. 强化麻醉

　　D. 麻醉前给药　　　　　　　　E. 分离麻醉

4. 神经安定镇痛术是 （　　）

　　A. 哌替啶＋芬太尼　　　　　　B. 苯巴比妥＋芬太尼　　　　C. 氟哌利多＋芬太尼

　　D. 苯妥英钠＋芬太尼　　　　　E. 普鲁卡因＋芬太尼

5. 关于乙醚,下列哪个叙述是正确的 （　　）

　　A. 作用快,诱导期短　　　　　　B. 呼吸抑制作用明显

　　C. 消化道反应较常见　　　　　　D. 呼吸刺激作用明显

　　E. 不会引起高血糖

6. 应做皮试的局麻药是 （　　）

　　A. 丁卡因　　　　　　　　　　B. 利多卡因　　　　　　　　C. 普鲁卡因

　　D. 布比卡因　　　　　　　　　E. 都不做

7. 普鲁卡因应避免与何药一起合用 （　　）

　　A. 磺胺类　　　　　　　　　　B. 新斯的明　　　　　　　　C. 地高辛

D. 洋地黄毒苷　　　　　　　　E. 以上都是

8. 丁卡因不宜用于　　　　　　　　　　　　　　　　　　（　　）
   A. 硬膜外麻醉　　　　　　　　B. 浸润麻醉　　　　　C. 传导麻醉
   D. 表面麻醉　　　　　　　　　E. 腰麻

9. 为延长局麻药的作用时间,减少中毒,常在局麻药中加入适量　　　（　　）
   A. 去甲肾上腺素　　　　　　　B. 异丙肾上腺素　　　C. 多巴胺
   D. 肾上腺素　　　　　　　　　E. 阿托品

10. 为预防腰麻引起的血压下降,最好先肌内注射　　　　　　　　　（　　）
    A. 肾上腺素　　　　　　　　　B. 去甲肾上腺素　　　C. 麻黄碱
    D. 异丙肾上腺素　　　　　　　E. 以上均不宜

11. 既可用于局麻又可用于心律失常的药物是　　　　　　　　　　　（　　）
    A. 普鲁卡因　　　　　　　　　B. 利多卡因　　　　　C. 丁卡因
    D. 布比卡因　　　　　　　　　E. 罗哌卡因

12. 有全能局麻药之称的药物是　　　　　　　　　　　　　　　　　（　　）
    A. 普鲁卡因　　　　　　　　　B. 利多卡因　　　　　C. 丁卡因
    D. 布比卡因　　　　　　　　　E. 罗哌卡因

A_2 型题

13. 男,32岁,因上颌积液须经鼻腔行上颌窦穿刺治疗,该选用何种药物进行表面麻醉
    　　　　　　　　　　　　　　　　　　　　　　　　　　　　　　（　　）
    A. 硫喷妥钠　　　　　　　　　B. 普鲁卡因　　　　　C. 利多卡因
    D. 丁卡因　　　　　　　　　　E. 布比卡因

14. 男性,10岁,行扁桃体摘除术,在扁桃体周围注射12ml局麻药,可选用的局麻药哪个除外
    　　　　　　　　　　　　　　　　　　　　　　　　　　　　　　（　　）
    A. 罗哌卡因　　　　　　　　　B. 普鲁卡因　　　　　C. 利多卡因
    D. 丁卡因　　　　　　　　　　E. 布比卡因

A_3/A_4 型题

(15～16题共用题干)

　　患者,行胆囊切除手术,用异丙酚椎管内麻醉,手术前非常紧张。

15. 为防止唾液、支气管分泌物所致的吸入性肺炎,可选用下列何药?　（　　）
    A. 山莨菪碱　　　　　　　　　B. 溴丙胺太林　　　　C. 阿托品
    D. 后马托品　　　　　　　　　E. 托吡卡胺

16. 为消除紧张焦虑情绪,可选用下列何药?　　　　　　　　　　　（　　）
    A. 山莨菪碱　　　　　　　　　B. 阿司匹林　　　　　C. 阿托品
    D. 咖啡因　　　　　　　　　　E. 地西泮

二、填空题

1. 全身麻醉药分为____麻醉药和____麻醉药。

2. 局麻药的应用方法____麻醉、____麻醉、____麻醉、____麻醉及____麻醉。

3. 与普鲁卡因比较,丁卡因的穿透力____,但毒性____,故一般不用于____

麻醉。

4. 用于表面麻醉的局部麻醉药要求具有＿＿＿＿＿性，常用药物有＿＿＿＿＿和＿＿＿＿＿。

三、名词解释

1. 全麻药　2. 基础麻醉　3. 诱导麻醉　4. 局麻药

四、问答题

1. 为何临床常用复合麻醉的方法？复合麻醉有哪些方法？

2. 局麻药中加入少量肾上腺素是为什么？腰麻和硬膜外麻醉时用麻黄碱又是为什么？

3. 局麻药大量吸收可引起哪些毒性反应？

第十八章　镇静催眠药

【知识导图】

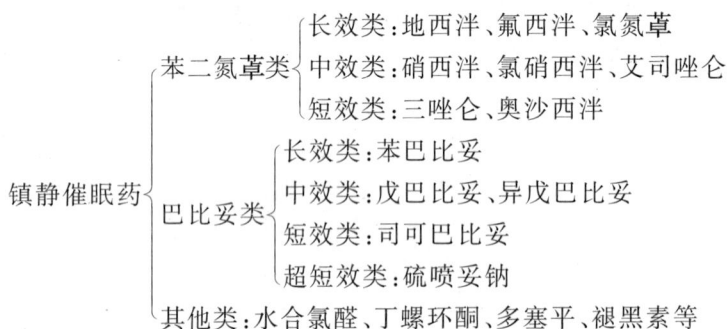

【目标自测题】

一、选择题

A_1 型题

1. 地西泮作为抗焦虑药不具备下列哪项优点　　　　　　　　　　　　　　　　（　）
   A. 选择性高　　　　　　　　　B. 安全范围大　　　　　　C. 依赖性小
   D. 早孕及哺乳妇女应用安全　　E. 消除慢,作用持久

2. 苯二氮䓬类药物起效快、消除快、无蓄积作用的短效药物是　　　　　　　　（　）
   A. 地西泮　　　　　　　　　　B. 三唑仑　　　　　　　　C. 硝西泮
   D. 氟西泮　　　　　　　　　　E. 氯硝西泮

3. 地西泮不用于　　　　　　　　　　　　　　　　　　　　　　　　　　　　（　）
   A. 焦虑症或焦虑性失眠　　　　B. 麻醉前给药　　　　　　C. 高热惊厥
   D. 癫痫持续状态　　　　　　　E. 诱导麻醉

4. 苯二氮䓬类与巴比妥类相比,前者不具有　　　　　　　　　　　　　　　　（　）
   A. 镇静催眠　　　　　　　　　B. 抗惊厥　　　　　　　　C. 麻醉作用
   D. 抗焦虑　　　　　　　　　　E. 抗癫痫

5. 巴比妥类药物中毒致死的主要原因是　　　　　　　　　　　　　　　　　　（　）
   A. 肝损害　　　　　　　　　　B. 循环衰竭　　　　　　　C. 呼吸中枢麻痹
   D. 昏迷　　　　　　　　　　　E. 肾损害

6. 巴比妥类急性中毒昏迷患者,抢救时不宜　　　　　　　　　　　　　　　　（　）
   A. 洗胃　　　　　　　　　　　B. 给予催吐剂　　　　　　C. 碱化尿液
   D. 吸氧　　　　　　　　　　　E. 人工呼吸

7. 巴比妥类禁用于　　　　　　　　　　　　　　　　　　　　　　　　　　　（　）
   A. 高血压患者精神紧张　　　　　　B. 甲亢患者兴奋失眠　　　C. 肺心病引起的失眠

D.手术前患者恐惧心理　　　　E.神经官能症性失眠

8. 引起患者对巴比妥类成瘾的主要原因是　　　　　　　　（　　）

　　A.使患者产生欣快感　　　　B.能诱导肝药酶　　　　C.抑制肝药酶

　　D.停药后快动眼睡眠延长,梦增多　E.以上都不是

9. 苯巴比妥急性中毒,可选用何药加速苯巴比妥排出　　　　（　　）

　　A.静脉滴注氯化铵溶液　　　　B.静脉滴注碳酸氢钠溶液

　　C.静脉注射葡萄糖　　　　　　D.静脉滴注生理盐水　　E.口服硫酸镁

10. 口服对胃有刺激,消化性溃疡患者应慎用的药物是　　　（　　）

　　A.水合氯醛　　　　　　　　　B.苯巴比妥　　　　　　C.硫喷妥钠

　　D.司可巴比妥　　　　　　　　E.以上都不是

A_2 型题

11. 男,30岁,因失眠于睡前服用苯巴比妥钠100mg,次日呈现宿醉现象,这属于（　　）

　　A.副作用　　　　　　　　　　B.毒性反应　　　　　　C.后遗效应

　　D.停药反应　　　　　　　　　E.变态反应

12. 女,50岁,患有慢性胃肠道疾病,长期焦虑紧张、失眠,为改善其睡眠障碍,应首选下列哪
　　种药物　　　　　　　　　　　　　　　　　　　　　　　（　　）

　　A.地西泮　　　　　　　　　　B.苯巴比妥　　　　　　C.水合氯醛

　　D.贝那替秦　　　　　　　　　E.戊巴比妥钠

X 型题

13. 苯二氮䓬类对下列哪些惊厥有效　　　　　　　　　　　（　　）

　　A.破伤风惊厥　　　　　　　　B.子痫　　　　　　　　C.小儿高热惊厥

　　D.中毒引起的惊厥　　　　　　E.癫痫持续状态引起的惊厥

14. 苯二氮䓬类可能引起下列哪些不良反应　　　　　　　　（　　）

　　A.嗜睡　　　　　　　　　　　B.共济失调　　　　　　C.依赖性

　　D.成瘾性　　　　　　　　　　E.长期使用突然停药可出现戒断症状

15. 苯二氮䓬类不良反应特点,下列哪些是正确的　　　　　（　　）

　　A.过量致急性中毒或呼吸抑制　　B.安全范围比巴比妥类大

　　C.可透过胎盘障碍或随乳汁分泌,孕妇或哺乳妇女忌用

　　D.长期用药可产生耐受性

　　E.与巴比妥类相比,戒断症状发生较慢、较轻

16. 地西泮作为麻醉前给药的药理学基础是　　　　　　　　（　　）

　　A.安全范围大　　　　　　　　B.无肝药酶诱导作用

　　C.使患者对手术中不良反应无记忆　　D.减少麻醉药用量

　　E.缓解患者对手术的恐惧情绪

17. 关于地西泮催眠作用特点,正确的有　　　　　　　　　（　　）

　　A.安全范围较大,过量不引起麻醉　B.肝药酶诱导作用弱　C.久用不成瘾

　　D.停药后反跳性REM延长较轻　E.后遗效应小,醒后无明显宿醉现象

18. 巴比妥类药物的不良反应包括　　　　　　　　　　　　（　　）

　　A.后遗作用　　　　　　　　　B.过敏反应　　　　　　C.水钠潴留

　　D. 耐受性及成瘾性　　　　　　E. 心肌损害

二、填空题

1. 临床上常用的镇静催眠药有_____类、_____类和_____类。其中应用最广的是_____类,抗焦虑作用最明显的是_____类。

2. 地西泮的主要药理作用有_____、_____、_____、_____和_____。

3. 巴比妥类药物中可用于治疗癫痫大发作的是_____,常用于静脉麻醉的是_____。

4. 水合氯醛常用给药途径有_____和_____。主要药理作用有_____、_____、_____。因局部刺激性强,故_____患者禁用。

三、名词解释

宿醉反应

四、问答题

1. 治疗失眠时苯二氮䓬类为什么能取代巴比妥类药物?

2. 巴比妥类药物急性中毒时有哪些表现? 如何抢救?

五、案例分析题

　　某长期失眠患者,每天服用苯巴比妥钠已有半年,出现药物耐受性和迫切需求现象。问:(1)为什么? (2)耐受和依赖性的原因是什么?

第十九章　抗癫痫药和抗惊厥药

【知识导图】

抗癫痫药 {
　常用药物：苯妥英钠、苯巴比妥、卡马西平、乙琥胺、丙戊酸钠、苯二氮䓬类
　抗癫痫药物治疗一般原则 {
　　合理选药
　　用药个体化
　　长期用药与停药
　　坚持单药治疗和联合用药原则
　　定期检查
　}
}

抗惊厥药：硫酸镁

【目标自测题】

一、选择题

A_1 型题

1. 下列哪项不属于苯妥英钠的不良反应　　　　　　　　　　　　　　　　　　　（　　）
　　A. 高钙血症　　　　　　　　　　B. 齿龈增生　　　　　　　　C. 粒细胞缺乏
　　D. 共济失调　　　　　　　　　　E. 偶致畸胎

2. 治疗癫痫大小发作及精神运动性发作有效的药物是　　　　　　　　　　　　　（　　）
　　A. 苯巴比妥　　　　　　　　　　B. 丙戊酸钠　　　　　　　　C. 苯妥英钠
　　D. 乙琥胺　　　　　　　　　　　E. 卡马西平

3. 治疗三叉神经痛和舌咽神经痛的首选药物是　　　　　　　　　　　　　　　　（　　）
　　A. 卡马西平　　　　　　　　　　B. 阿司匹林　　　　　　　　C. 苯巴比妥
　　D. 丙戊酸钠　　　　　　　　　　E. 乙琥胺

4. 苯妥英钠禁用于　　　　　　　　　　　　　　　　　　　　　　　　　　　　（　　）
　　A. 大发作　　　　　　　　　　　B. 小发作　　　　　　　　　C. 癫痫持续状态
　　D. 精神运动性发作　　　　　　　E. 局限性发作

5. 下列哪个药物治疗癫痫大发作是无效的　　　　　　　　　　　　　　　　　　（　　）
　　A. 丙戊酸钠　　　　　　　　　　B. 苯妥英钠　　　　　　　　C. 乙琥胺
　　D. 卡马西平　　　　　　　　　　E. 扑米酮

6. 卡马西平对下列哪种癫痫发作有良效　　　　　　　　　　　　　　　　　　　（　　）
　　A. 精神运动性发作　　　　　　　B. 大发作　　　　　　　　　C. 小发作
　　D. 局限性发作　　　　　　　　　E. 以上均不是

A_2 型题

7. 男,40岁,5年前曾患流行性乙型脑炎,近2个月来经常出现虚幻感,诊断为精神运动性癫痫,可选用下列哪种药物治疗　　　　　　　　　　　　　　　　　　　　　　（　　）

A. 氯丙嗪　　　　　　　　B. 卡马西平　　　　　　C. 丙咪嗪

D. 碳酸锂　　　　　　　　E. 普萘洛尔

8. 男,60岁,坐骨神经痛,原应用针灸或阿司匹林可以缓解,但本次发作疼痛难忍,上述治疗
无效,应选用哪种药物治疗　　　　　　　　　　　　　　　　　　　　　　　　　　　（　　）

A. 乙琥胺　　　　　　　　B. 卡马西平　　　　　　C. 氟哌啶醇

D. 氯丙嗪　　　　　　　　E. 奥沙西泮

9. 患儿,3岁,近来经常在玩耍中突然停顿、两眼直视、面无表情,几秒钟即止,每天发作几十
次,应试用下述哪种药物治疗　　　　　　　　　　　　　　　　　　　　　　　　　（　　）

A. 苯妥英钠　　　　　　　B. 苯巴比妥　　　　　　C. 乙琥胺

D. 氯丙嗪　　　　　　　　E. 卡马西平

A_3/A_4 型题

（10～13题共用题干）

患者女性,18岁。主因昨天21:00突发双眼上吊,牙关紧闭,口吐白沫,双上肢屈曲,双
拳紧握,双下肢伸直,持续约30s,患者神志不清,间隔20min后,再次出现此症状,持续约
10s,有小便失禁,约30h后,患者能被唤醒,但有烦躁。为进一步诊治入院。

10. 患者最恰当的诊断是　　　　　　　　　　　　　　　　　　　　　　　　　　　（　　）

A. 失神发作　　　　　　　B. 肌阵挛发作　　　　　C. 癫痫持续发作

D. 强直发作　　　　　　　E. 阵挛性发作

11. 癫痫发作时正确的治疗措施是　　　　　　　　　　　　　　　　　　　　　　　（　　）

A. 当患者正处于意识丧失和全身抽搐时,原则上是预防外伤及其他并发症

B. 立即把患者抱到床上,平卧,保持呼吸道通畅,及时吸氧

C. 必要时可用约束带约束四肢防自伤

D. 立即口服抗癫痫药

E. 及时为患者进行心电监护

12. 控制癫痫持续状态首选药物是　　　　　　　　　　　　　　　　　　　　　　　（　　）

A. 地西泮　　　　　　　　B. 丙戊酸钠　　　　　　C. 氯丙嗪

D. 卡马西平　　　　　　　E. 苯妥英钠

13. 本病最具特征性的检查是　　　　　　　　　　　　　　　　　　　　　　　　　（　　）

A. CT　　　　　　　　　　B. 脑电图　　　　　　　C. 核磁

D. 生化检查　　　　　　　E. 抽脑脊液

X 型题

14. 对小发作疗效较好的抗癫痫药是　　　　　　　　　　　　　　　　　　　　　　（　　）

A. 氯硝西泮　　　　　　　B. 丙戊酸钠　　　　　　C. 乙琥胺

D. 苯妥英钠　　　　　　　E. 苯巴比妥

15. 下列哪些药物大剂量或长期用药可能引起再生障碍性贫血　　　　　　　　　　　（　　）

A. 乙琥胺　　　　　　　　B. 卡马西平　　　　　　C. 苯妥英钠

D. 地西泮　　　　　　　　E. 扑米酮

16. 下列哪种药物在妊娠早期应用有致畸作用　　　　　　　　　　　　　　　　　　（　　）

A. 苯妥英钠　　　　　　　B. 丙戊酸钠　　　　　　C. 乙琥胺

  D.卡马西平   E.扑米酮

17. 下列哪种药物可致巨幼红细胞性贫血   ( )

  A.扑米酮   B.苯妥英钠   C.地西泮

  D.丙戊酸钠   E.乙琥胺

18. 治疗癫痫大发作的首选药物是   ( )

  A.丙戊酸钠   B.卡马西平   C.苯巴比妥

  D.苯妥英钠   E.地西泮

19. 苯妥英钠不具有的作用是   ( )

  A.抗心律失常   B.抗外周神经痛   C.抗癫痫

  D.镇静催眠   E.麻醉作用

20. 既可抗癫痫又可抗外周神经痛的药物是   ( )

  A.丙戊酸钠   B.苯巴比妥   C.苯妥英钠

  D.卡马西平   E.地西泮

二、填空题

1. 苯妥英钠的作用有_____、_____、_____,该药是治疗癫痫_____和_____的首选药,对癫痫_____不仅无效,甚至可以加重发作。该药的主要不良反应有_____、_____、_____等。

2. 苯巴比妥的抗癫痫优点是_____、_____、_____,但因其有明显的_____作用而不作为首选药。

3. 可控制癫痫大发作的药物有_____、_____、_____等;可治疗癫痫小发作的药物有_____、_____;精神运动性发作常选用_____;癫痫持续状态则首选_____。

4. 苯妥英钠临床应用有_____、_____和_____。

三、名词解释

癫痫持续状态

四、问答题

1. 简述抗癫痫药物的应用原则。

2. 试根据癫痫发作类型选用药物。

3. 试述苯妥英钠的临床应用及主要不良反应。

五、案例分析题

  男,12岁,有癫痫病史,服用苯妥英钠治疗症状得到控制,近来突然停药,改服中药治疗7日,就诊当日,患儿突然痉挛抽搐昏迷跌倒,口吐白沫,面色苍白,痉挛抽搐发作每次5～10min,间歇数分钟后再次发作,间歇期仍昏迷不醒,发作持续1h,就诊时患儿昏迷,两侧瞳孔散大,呼吸不规则,心率120次/min,体温38℃。诊断为癫痫持续状态。问:(1)此时应首选什么药物治疗?(2)停用苯妥英钠是否与此次发作有关? 为什么?

第二十章　抗精神失常药

【知识导图】

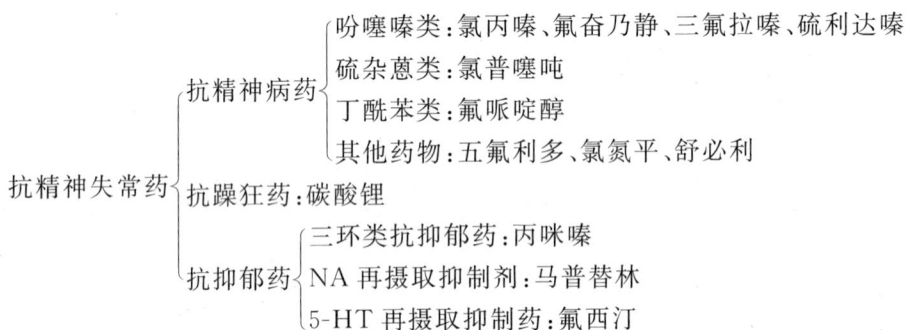

抗精神失常药
- 抗精神病药
  - 吩噻嗪类:氯丙嗪、氟奋乃静、三氟拉嗪、硫利达嗪
  - 硫杂蒽类:氯普噻吨
  - 丁酰苯类:氟哌啶醇
  - 其他药物:五氟利多、氯氮平、舒必利
- 抗躁狂药:碳酸锂
- 抗抑郁药
  - 三环类抗抑郁药:丙咪嗪
  - NA 再摄取抑制剂:马普替林
  - 5-HT 再摄取抑制药:氟西汀

【目标自测题】

一、选择题

A_1 型题

1. 氯丙嗪最重要的作用是　　　　　　　　　　　　　　　　　　　　　　　（　　）
   A. 镇静　　　　　　　　　　B. 镇吐　　　　　　　　　　C. 阻断外周 α 受体
   D. 阻断外周 M 受体　　　　　E. 抗精神病

2. 氯丙嗪中毒所致低血压的救治药物为　　　　　　　　　　　　　　　　　（　　）
   A. 去甲肾上腺素　　　　　　B. 肾上腺素　　　　　　　　C. 麻黄碱
   D. 异丙肾上腺素　　　　　　E. 阿托品

3. 氯丙嗪不宜用于　　　　　　　　　　　　　　　　　　　　　　　　　　（　　）
   A. 精神分裂症　　　　　　　B. 人工冬眠　　　　　　　　C. 顽固性呃逆
   D. 晕动性呕吐　　　　　　　E. 躁狂状态

4. 抗精神病作用持久,每周使用一次的药物是　　　　　　　　　　　　　　（　　）
   A. 五氟利多　　　　　　　　B. 氟哌啶醇　　　　　　　　C. 奋乃静
   D. 氟奋乃静　　　　　　　　E. 舒必利

5. 氯丙嗪对哪种病症的疗效最好　　　　　　　　　　　　　　　　　　　　（　　）
   A. 躁狂抑郁症　　　　　　　B. 精神分裂症　　　　　　　C. 焦虑症
   D. 精神紧张症　　　　　　　E. 神经官能症

6. 在下列哪种情况下氯丙嗪易引起锥体外系反应　　　　　　　　　　　　　（　　）
   A. 短期应用治疗量　　　　　B. 长期大量应用　　　　　　C. 短期大量应用
   D. 一次服用中毒量　　　　　E. 长期小量服用

7. 碳酸锂主要用于治疗　　　　　　　　　　　　　　　　　　　　　　　　（　　）
   A. 焦虑症　　　　　　　　　B. 精神分裂症　　　　　　　C. 抑郁症

D. 躁狂症　　　　　　　　　　　　E. 帕金森综合征

8. 下列哪种药物几乎没有锥体外系反应　　　　　　　　　　　　　　　　　（　　）

　　A. 氯丙嗪　　　　　　　　　　　B. 氯氮平　　　　　　　　C. 五氟利多

　　D. 奋乃静　　　　　　　　　　　E. 三氟拉嗪

9. 适用于伴有焦虑或焦虑性抑郁的精神分裂症的药物是　　　　　　　　　　（　　）

　　A. 氟哌啶醇　　　　　　　　　　B. 奋乃静　　　　　　　　C. 硫利达嗪

　　D. 氯普噻吨　　　　　　　　　　E. 三氟拉嗪

10. 阿米替林主要适应证为　　　　　　　　　　　　　　　　　　　　　　　（　　）

　　A. 精神分裂症　　　　　　　　　B. 抑郁症　　　　　　　　C. 神经官能症

　　D. 焦虑症　　　　　　　　　　　E. 躁狂症

11. 氯丙嗪引起的不良反应用中枢抗胆碱药不仅无效,反而可加重的症状是　　（　　）

　　A. 直立性低血压　　　　　　　　B. 急性肌张力障碍　　　　C. 静坐不能

　　D. 帕金森综合征　　　　　　　　E. 迟发性运动障碍

A_2 型题

12. 男性 40 岁,五年前曾患流行性乙型脑炎,近两个月来经常发作性出现虚幻感,看到有蛇
　　或鼠等讨厌动物出现,扑打过程中有时砸坏东西,几分钟后才知什么也没有。可选用下
　　述哪种药物治疗　　　　　　　　　　　　　　　　　　　　　　　　　　（　　）

　　A. 氯丙嗪　　　　　　　　　　　B. 卡马西平　　　　　　　C. 丙咪嗪

　　D. 碳酸锂　　　　　　　　　　　E. 普萘洛尔

13. 男,40 岁,患精神分裂症 3 年,长期服用奋乃静 4～8mg,每日两次,幻觉、妄想明显减轻,
　　情绪安定,近来动作困难,两手明显颤抖,流口水,应该加用哪种药物治疗　　（　　）

　　A. 乙琥胺　　　　　　　　　　　B. 卡马西平　　　　　　　C. 苯海索

　　D. 氯丙嗪　　　　　　　　　　　E. 奥沙西泮

14. 男 24 岁,精神分裂症,一直服用氯丙嗪 50mg t.i.d.,原来的激动不安,幻觉妄想已消失,
　　近来有明显手指颤动,请选一组药物代替氯丙嗪　　　　　　　　　　　　（　　）

　　A. 氯丙嗪＋左旋多巴　　　　　　B. 氯丙嗪＋卡比多巴　　　C. 氯氮平＋苯海索

　　D. 丙咪嗪＋阿托品　　　　　　　E. 氯丙嗪＋阿托品

A_3/A_4 型题

(15～17 题共用题干)

　　患者,女,36 岁。半年前其母突然病故,此后失眠,情绪低沉,不愿与人交往。近 3 个月
来该患者独处时常听见有人对她讲话,说其母病故与某人有关,故多次给公安机关写信反映
母亲被害之事,后来又感到自己的思维、情感不由自己支配,自己的想法还未说出已人人皆
知,常独自哭泣。神经系统检查未见异常,有慢性肝炎病史 3 年,目前肝功 ALT 80U/L。

15. 该患者治疗首选的药物是　　　　　　　　　　　　　　　　　　　　　　（　　）

　　A. 氯硝西泮　　　　　　　　　　B. 氟西汀　　　　　　　　C. 氯丙嗪

　　D. 丙咪嗪　　　　　　　　　　　E. 利培酮

16. 该患者几乎没有的症状是　　　　　　　　　　　　　　　　　　　　　　（　　）

　　A. 被害妄想　　　　　　　　　　B. 强制性思维　　　　　　C. 情感低落

　　D. 思维被洞悉妄想　　　　　　　E. 言语性幻听

17. 该患者最可能的诊断是　　　　　　　　　　　　　　　　　　　　　（　　）

    A. 抑郁症伴精神病性症状　　　　B. 反应性精神病　　　　C. 神经衰弱

    D. 精神分裂症伴抑郁症状　　　　E. 躯体疾病所致精神障碍

（18～19 题共用题干）

    赵某,42 岁。约一年时间孤僻、寡言,近期由于被上级批评后出现失眠,不上班并紧闭门窗,声称有人监视自己,在家中不敢谈话,说家中已被安装窃听器,公安局也要逮捕自己,不吃妻子做的饭食,认为妻子已同他人合伙在饭菜中放了毒药,因此殴打妻子。

18. 本病例最可能的诊断是　　　　　　　　　　　　　　　　　　　　　（　　）

    A. 精神分裂症紧张型　　　　　　B. 精神分裂症偏执型　　　C. 急性短暂性精神病

    D. 反应性精神病　　　　　　　　E. 躁狂症

19. 针对赵某,其药物治疗应首选　　　　　　　　　　　　　　　　　　（　　）

    A. 丙咪嗪　　　　　　　　　　　B. 利培酮　　　　　　　　C. 氯米帕明

    D. 碳酸锂　　　　　　　　　　　E. 氯硝西泮

X 型题

20. 治疗躁狂症的药物有　　　　　　　　　　　　　　　　　　　　　　（　　）

    A. 碳酸锂　　　　　　　　　　　B. 马普替林　　　　　　　C. 氯丙嗪

    D. 氟哌啶醇　　　　　　　　　　E. 多塞平

21. 氯丙嗪抗精神病作用的表现有　　　　　　　　　　　　　　　　　　（　　）

    A. 幻觉、妄想消失　　　　　　　B. 理智恢复　　　　　　　C. 消除兴奋躁动

    D. 有降血压作用　　　　　　　　E. 减少攻击行为

22. 氯丙嗪的禁忌证包括　　　　　　　　　　　　　　　　　　　　　　（　　）

    A. 昏迷患者　　　　　　　　　　B. 癫痫　　　　　　　　　C. 严重肝功能损害

    D. 高血压　　　　　　　　　　　E. 胃溃疡

23. 对抑郁症有效的药物是　　　　　　　　　　　　　　　　　　　　　（　　）

    A. 氯丙嗪　　　　　　　　　　　B. 氯普噻吨　　　　　　　C. 丙咪嗪

    D. 舒必利　　　　　　　　　　　E. 地昔帕明

24. 丙米嗪可用于治疗　　　　　　　　　　　　　　　　　　　　　　　（　　）

    A. 躁狂症　　　　　　　　　　　B. 抑郁症　　　　　　　　C. 小儿遗尿症

    D. 精神分裂症　　　　　　　　　E. 帕金森综合征

25. 常用的抗焦虑药物为　　　　　　　　　　　　　　　　　　　　　　（　　）

    A. 多塞平　　　　　　　　　　　B. 苯二氮䓬类　　　　　　C. 氟奋乃静

    D. 碳酸锂　　　　　　　　　　　E. 丁螺环酮

二、填空题

1. 氯丙嗪可与_____、_____配合组成冬眠合剂用于_____、_____、_____、_____、_____等病症的辅助治疗。

2. 氯丙嗪引起锥体外系反应的临床表现是_____、_____、_____、_____。

3. 可治疗躁狂症的药物有_____、_____、_____类。其中首选药是_____。

4. 丙咪嗪又称＿＿＿＿＿＿＿＿＿＿，属于＿＿＿＿＿＿＿类抗抑郁药，其作用原理是抑制＿＿＿＿＿＿＿＿＿＿＿和＿＿＿＿＿＿＿的再摄取。临床用于＿＿＿＿＿＿和＿＿＿＿＿＿。

三、名词解释

1. 人工冬眠　　2. 抗抑郁药

四、问答题

1. 试述抗精神失常药的分类和常用代表药(2～3 个)。

2. 氯丙嗪有哪些严重不良反应？有何处理对策？

五、案例分析题

　　男，30 岁，近一周由于环境改变而出现严重失眠、烦躁不安、紧张焦虑，曾口服苯巴比妥钠治疗 3d，症状改善不明显，又给其氯丙嗪 25mg 肌内注射，注射后约 5min，患者突然昏倒，面色苍白，查体：血压 70/40mmHg，心率 115 次/min。问：(1)该患者用氯丙嗪治疗是否合理？为什么？(2)氯丙嗪引起直立性低血压的机制是什么？可用哪些药对抗，为什么？

第二十一章　抗中枢神经系统退行性疾病药

【知识导图】

抗中枢神经系统
退行性疾病药
{
抗帕金森病药
{
拟多巴胺类药:左旋多巴、卡比多巴、司来吉兰、溴隐亭、
　　　　　　金刚烷胺
抗胆碱药:苯海索
}
抗阿尔茨海默病药
{
胆碱酯酶抑制药:他克林
M 受体激动药:占诺美林
其他类药物:吡拉西坦
}
}

【目标自测题】

一、选择题

A_1 型题

1. 能增加左旋多巴抗帕金森病疗效并减少不良反应的药物是　　　　　　　　（　）
   A. 卡比多巴　　　　　　　　　B. 苯巴比妥　　　　　　　　C. 利血平
   D. 苯妥英钠　　　　　　　　　E. 山莨菪碱

2. 左旋多巴治疗震颤麻痹,下列哪种说法是错误的　　　　　　　　　　　　（　）
   A. 产生效果慢　　　　　　　　　B. 对氯丙嗪引起的帕金森综合征无效
   C. 对老年和重症患者效果好　　　D. 对轻度患者及年轻患者效果好
   E. 对改善肌僵直及运动困难效果好

3. 左旋多巴治疗帕金森病初期最常见的不良反应是　　　　　　　　　　　（　）
   A. 开－关现象　　　　　　　　　B. 躁狂、妄想、幻觉等　　　C. 胃肠道反应
   D. 精神障碍　　　　　　　　　　E. 不自主异常运动

4. 美多巴是　　　　　　　　　　　　　　　　　　　　　　　　　　　　（　）
   A. 卡比多巴与左旋多巴的复方制剂　　　B. 苄丝肼与左旋多巴的复方制剂
   C. 金刚烷胺与左旋多巴的复方制剂　　　D. 苯海索与左旋多巴的复方制剂
   E. 丙环定(开马君)与左旋多巴的复方制剂

5. 有关金刚烷胺,不正确的叙述是　　　　　　　　　　　　　　　　　　（　）
   A. 起效快,维持时间短　　　　　B. 与左旋多巴合用有协同作用　C. 有抗病毒作用
   D. 提高 DA 受体的敏感性　　　　E. 促进 DA 释放,抑制 DA 再摄取

6. 溴隐亭能治疗帕金森病是由于　　　　　　　　　　　　　　　　　　　（　）
   A. 中枢抗胆碱作用　　　　　　　B. 激活 DA 受体　　　　　　C. 激活 GABA 受体
   D. 提高脑内 DA 浓度　　　　　　E. 使 DA 降解减少

7. 苯海索治疗帕金森病的特点为　　　　　　　　　　　　　　　　　　　（　）
   A. 抗震颤疗效好　　　　　　　　B. 改善僵直疗效好　　　　　C. 对动作迟缓疗效好

D. 对过度流涎无作用　　　　　　　　　E. 前列腺肥大者可用

8. 下列药物单用抗帕金森病无效的是　　　　　　　　　　　　　　　　（　　）

　　A. 左旋多巴　　　　　　　　　B. 卡比多巴　　　　　　　C. 金刚烷胺

　　D. 溴隐亭　　　　　　　　　　E. 苯海索

9. 治疗阿尔茨海默病的药物是　　　　　　　　　　　　　　　　　　　（　　）

　　A. 他克林　　　　　　　　　　B. 苯海索　　　　　　　　C. 左旋多巴

　　D. 托卡朋　　　　　　　　　　E. 卡比多巴

10. 目前治疗阿尔茨海默病的药物有　　　　　　　　　　　　　　　　（　　）

　　A. 可逆性胆碱酯酶抑制药　　　　　B. 不可逆性胆碱酯酶抑制药

　　C. 补充多巴胺　　　　　　　　　　D. 抑制多巴胺的降解

　　E. 多巴胺受体激动药

X 型题

11. 可使左旋多巴疗效降低的药物有　　　　　　　　　　　　　　　　（　　）

　　A. α-卡比多巴　　　　　　　　B. 维生素 B_6　　　　　C. 金刚烷胺

　　D. 氯丙嗪　　　　　　　　　　E. 利血平

12. 与左旋多巴合用有协同作用的药物有　　　　　　　　　　　　　　（　　）

　　A. 金刚烷胺　　　　　　　　　B. 苯海索　　　　　　　　C. α-卡比多巴

　　D. 司来吉兰　　　　　　　　　E. 维生素 B_6

13. 抗胆碱药用于帕金森病的情况是　　　　　　　　　　　　　　　　（　　）

　　A. 轻症患者　　　　　　　　　B. 与左旋多巴合用

　　C. 对左旋多巴不能耐受或禁用者　D. 氯丙嗪引起的急性肌张力障碍者

　　E. 禁用于患有青光眼的帕金森病者

14. 治疗阿尔茨海默病的药物有　　　　　　　　　　　　　　　　　　（　　）

　　A. 他克林　　　　　　　　　　B. 多奈哌齐　　　　　　　C. 加兰他敏

　　D. 占诺美林　　　　　　　　　E. 石杉碱甲

二、填空题

1. 抗震颤麻痹药分为＿＿＿＿＿＿＿＿＿和＿＿＿＿＿＿＿＿＿＿＿＿＿＿两类。

2. 卡比多巴选择性地抑制外周＿＿＿＿＿＿＿＿＿,临床上常与＿＿＿＿＿＿合用,治疗帕金森病和帕金森综合征。

三、问答题

1. 为什么不可用左旋多巴治疗由氯丙嗪引起的帕金森综合征?

2. 简述左旋多巴治疗震颤麻痹的原理、外周主要不良反应及其防治方法。

第二十二章　镇痛药

【知识导图】

镇痛药 { 阿片生物碱类镇痛药：吗啡、可待因
人工合成镇痛药：哌替啶、芬太尼、美沙酮、二氢埃托啡、喷他佐辛、曲马朵、布桂嗪
其他类镇痛药：罗痛定

【目标自测题】

一、选择题

A_1 型题

1. 吗啡常注射给药的原因是 （　　）
   A. 片剂不稳定　　　　　　　　B. 口服不吸收　　　　　　C. 口服刺激大
   D. 易被肠道破坏　　　　　　　E. 首关消除明显，生物利用度低

2. 吗啡不会产生 （　　）
   A. 呼吸抑制　　　　　　　　　B. 止咳作用　　　　　　　C. 体位性低血压
   D. 腹泻、稀便症状　　　　　　E. 支气管收缩

3. 慢性钝痛不宜用吗啡的主要理由是 （　　）
   A. 对钝痛效果差　　　　　　　B. 治疗量即呼吸抑制　　　C. 可致便秘
   D. 易成瘾　　　　　　　　　　E. 易引起体位性低血压

4. 吗啡与哌替啶比较，错误的叙述是 （　　）
   A. 吗啡的镇咳作用较哌替啶强　　　B. 等效量时，吗啡的呼吸抑制作用与哌替啶相似
   C. 两药对平滑肌张力的影响基本相似　　D. 分娩止痛可用哌替啶而不能用吗啡
   E. 吗啡的成瘾性比哌替啶强

5. 哌替啶的特点是 （　　）
   A. 镇痛作用比吗啡强　　　　　B. 成瘾性比吗啡小
   C. 作用持续时间较吗啡长　　　D. 等效镇痛剂量抑制呼吸作用弱
   E. 大剂量使用也不引起支气管平滑肌收缩

6. 下列哪种情况不宜用哌替啶镇痛 （　　）
   A. 内脏绞痛　　　　　　　　　B. 慢性钝痛　　　　　　　C. 创伤性疼痛
   D. 晚期癌症疼痛　　　　　　　E. 手术后疼痛

7. 呼吸抑制作用最弱的镇痛药是 （　　）
   A. 哌替啶　　　　　　　　　　B. 吗啡　　　　　　　　　C. 喷他佐辛
   D. 美沙酮　　　　　　　　　　E. 芬太尼

8. 骨折剧痛时应选用的止痛药是 （　　）
   A. 吲哚美辛　　　　　　　　　B. 烯丙吗啡　　　　　　　C. 纳洛酮

D. 哌替啶   E. 可待因

9. 在药政管理上已列入非麻醉药品管理的镇痛药是   （   ）

A. 芬太尼   B. 阿法罗定   C. 喷他佐辛

D. 哌替啶   E. 美沙酮

10. 心源性哮喘可选用   （   ）

A. 肾上腺素   B. 去甲肾上腺素   C. 异丙肾上腺素

D. 吗啡   E. 多巴胺

11. 镇痛作用最强的药物是   （   ）

A. 吗啡   B. 二氢埃托啡   C. 美沙酮

D. 芬太尼   E. 哌替啶

12. 阿片受体拮抗剂为   （   ）

A. 二氢埃托啡   B. 哌替啶   C. 吗啡

D. 纳洛酮   E. 曲马朵

A₂ 型题

13. 患者,男,53 岁。两周前因突发心前区压榨样疼痛而入院,经心电图检查诊断为急性前
壁心肌梗死,治疗后病情较平稳。1d 前夜间突然发作剧烈咳嗽,并伴以憋气而醒转。患
者平卧时感到气急难忍,不得不采取坐位,且咳出粉红色泡沫样痰。诊断:急性左心衰。
请问,除给予吸氧及强心、利尿、扩血管等治疗外,重要的药物是   （   ）

A. 罗通定   B. 哌替啶   C. 吲哚美辛

D. 吗啡   E. 烯丙吗啡

14. 患者,女,46 岁,风湿性心脏病 5 年,依靠强心苷和利尿药维持治疗。昨夜突然感呼吸困
难、心悸。查体:端坐呼吸,呼吸浅快,咳大量泡沫样痰。心率 120 次/min,肺布满湿啰
音,应加用下述哪种药进行治疗   （   ）

A. 麻黄碱   B. 异丙肾上腺素   C. 阿托品

D. 吗啡   E. 肾上腺素

X 型题

15. 吗啡治疗心源性哮喘,是由于   （   ）

A. 扩张外周血管,降低外周阻力,减轻心脏负荷

B. 镇静作用有利于消除紧张恐惧情绪

C. 扩张支气管平滑肌,保持呼吸道通畅

D. 加强心肌收缩力

E. 降低呼吸中枢对 CO_2 的敏感性,改善急促浅表的呼吸

16. 吗啡适用于   （   ）

A. 急性心肌梗死的剧痛   B. 支气管哮喘   C. 胆绞痛

D. 胃肠绞痛   E. 心源性哮喘

17. 吗啡不能用于分娩止痛是由于   （   ）

A. 能抑制子宫节律性收缩   B. 可引起新生儿呼吸抑制

C. 对抗缩宫素作用,延长产程   D. 能引起产后出血增多

E. 镇痛效果不满意

18. 使用后可出现瞳孔缩小的药物有 （　　）
    A. 罗通定 　　　　B. 氯丙嗪 　　　　C. 吗啡
    D. 哌替啶 　　　　E. 毛果芸香碱

19. 吗啡与哌替啶的共性是 （　　）
    A. 兴奋中枢阿片受体 　　　　B. 用于人工冬眠 　　　　C. 引起便秘
    D. 引起体位性低血压 　　　　E. 有依赖性

20. 哌替啶的临床应用有 （　　）
    A. 内脏绞痛 　　　　B. 心源性哮喘 　　　　C. 创伤性疼痛
    D. 与氯丙嗪、异丙嗪组成冬眠合剂 　　E. 麻醉前给药

21. 吗啡急性中毒的临床表现有 （　　）
    A. 昏睡、昏迷 　　　　B. 呼吸深度抑制 　　　　C. 针尖样瞳孔
    D. 血压骤降 　　　　E. 惊厥

22. 抢救吗啡急性中毒的措施有 （　　）
    A. 吸氧 　　　　B. 注射尼可刹米 　　　　C. 注射纳洛酮
    D. 人工呼吸 　　　　E. 注射地西泮

23. 能引起体位性低血压的药物有 （　　）
    A. 吗啡 　　　　B. 喷他佐辛 　　　　C. 氯丙嗪
    D. 芬太尼 　　　　E. 哌替啶

24. 罗通定的描述正确的是 （　　）
    A. 对慢性钝痛疗效好 　　　　B. 镇痛作用比解热镇痛药强
    C. 对晚期癌痛效果差 　　　　D. 镇痛机制是兴奋阿片受体
    E. 可用于分娩止痛和痛经

二、填空题

1. 伴有＿＿＿＿＿＿、＿＿＿＿＿＿、＿＿＿＿＿＿或＿＿＿＿＿＿的心源性哮喘患者禁用吗啡。

2. 哌替啶用于胆、肾绞痛时应与＿＿＿＿＿＿合用。

3. 抢救吗啡急性中毒可用＿＿＿＿＿＿。

4. 吗啡中毒时瞳孔＿＿＿＿＿＿,哌替啶中毒时瞳孔＿＿＿＿＿＿。

5. 罗通定既有＿＿＿＿＿＿作用,又具有＿＿＿＿＿＿作用。

三、名词解释

1. 镇痛药　　2. 阿片生物碱　　3. 吗啡受体拮抗剂

四、问答题

1. 吗啡为什么可用于治疗心源性哮喘而禁用于支气管哮喘?

2. 吗啡主要药理作用及应用是什么?

3. 吗啡最主要的不良反应是什么? 为何禁用于分娩止痛、支气管哮喘和颅内压升高者?

4. 癌性疼痛患者选用镇痛药的原则有哪些?

五、案例分析题

男,50岁,曾因阑尾手术用哌替啶镇痛一段时间,后终止用药,患者出现头痛流涎、烦躁不安、紧张焦虑,肌肉酸痛,面色苍白,查体:血压60/40mmHg,心率120次/min。问:该患者出现了什么症状?如何处理?用哌替啶镇痛应注意什么?

第二十三章 解热镇痛抗炎药

【知识导图】

解热镇痛抗炎药
├─ 基本药理作用及作用机制
└─ 常用药物
    ├─ 非选择性环氧酶抑制药
    │   ├─ 水杨酸类:阿司匹林
    │   ├─ 苯胺类:对乙酰胺基酚
    │   └─ 有机酸类:吲哚美辛、布洛芬、双氯芬酸
    ├─ 选择性环氧酶-2 抑制药:美罗昔康、尼美舒利
    └─ 解热镇痛药的复方配伍及合理用药

【目标自测题】

一、选择题

A₁ 型题

1. 可防止脑血栓形成的药物是 （　　）
   A. 水杨酸钠　　　　　　　B. 阿司匹林　　　　　　C. 双氯芬酸
   D. 吲哚美辛　　　　　　　E. 布洛芬

2. 布洛芬的主要作用特点是 （　　）
   A. 解热镇痛作用强　　　　B. 口服吸收慢　　　　　C. 与血浆蛋白结合少
   D. 胃肠反应轻,易耐受　　 E. 血浆半衰期长

3. 阿司匹林禁用于下列哪种病症 （　　）
   A. 感冒、发热、头痛　　　 B. 风湿性关节炎　　　　C. 预防血栓形成
   D. 维生素 K 缺乏　　　　 E. 类风湿性关节炎

4. 复方阿司匹林的组成是 （　　）
   A. 阿司匹林＋对乙酰氨基酚＋咖啡因　　 B. 阿司匹林＋苯巴比妥＋咖啡因
   C. 阿司匹林＋氨基比林＋咖啡因　　　　 D. 阿司匹林＋对乙酰氨基酚＋可待因
   E. 阿托品＋对乙酰氨基酚＋可待因

5. 小儿退热首选 （　　）
   A. 阿司匹林　　　　　　　B. 吲哚美辛　　　　　　C. 对乙酰氨基酚
   D. 萘普生　　　　　　　　E. 吡罗昔康

6. 可用于癌性发热的药物是 （　　）
   A. 对乙酰氨基酚　　　　　B. 吲哚美辛　　　　　　C. 阿司匹林
   D. 布洛芬　　　　　　　　E. 萘普生

7. 解热镇痛药 （　　）
   A. 仅有轻度镇痛作用　　　B. 对内脏平滑肌绞痛有效
   C. 对慢性钝痛有良好镇痛效果　　D. 可产生成瘾性

　　　E. 对痛经无效

8. 关于阿司匹林的不良反应,错误的叙述是　　　　　　　　　　　　　　（　　　）
　　　A. 胃肠道反应最为常见　　　　　　B. 凝血障碍,术前一周应停用
　　　C. 哮喘、慢性荨麻疹患者不宜用　　　D. 水钠潴留引起局部水肿
　　　E. 水杨酸反应是中毒反应

9. 不用于治疗风湿性关节炎的药物是　　　　　　　　　　　　　　　　（　　　）
　　　A. 阿司匹林　　　　　　　　　　B. 对乙酰氨基酚　　　　　C. 保泰松
　　　D. 吲哚美辛　　　　　　　　　　E. 布洛芬

10. 胃溃疡患者因感冒发烧引起的头痛首选　　　　　　　　　　　　　（　　　）
　　　A. 阿司匹林　　　　　　　　　　B. 消炎痛　　　　　　　　C. 对乙酰氨基酚
　　　D. 吲哚美辛　　　　　　　　　　E. 保泰松

A_2 型题

11. 患者,女,39 岁,有哮喘病史。1d 前因发热服用阿司匹林 250mg,用药后 30min 哮喘严
　　重发作,大汗,发绀,强迫坐位。以下哪种说法正确　　　　　　　　（　　　）
　　　A. 这是由于发热引发了哮喘　　　　B. 这是由于阿司匹林诱发了哮喘
　　　C. 这是阿司匹林中毒的表现　　　　E. 可用肾上腺素治疗
　　　E. 是以抗原-抗体反应为基础的过敏反应

X 型题

12. 阿司匹林的镇痛作用特点是　　　　　　　　　　　　　　　　　　（　　　）
　　　A. 对慢性钝痛效果好　　　　　　B. 对锐痛和内脏绞痛有效
　　　C. 镇痛作用部位在外周　　　　　D. 常与其他解热镇痛药制成复方制剂
　　　E. 镇痛作用机制是抑制 PG 合成

13. 具有抗炎抗风湿的药物有　　　　　　　　　　　　　　　　　　　（　　　）
　　　A. 阿司匹林　　　　　　　　　　B. 对乙酰氨基酚　　　　　C. 丙磺舒
　　　D. 吲哚美辛　　　　　　　　　　E. 布洛芬

14. 阿司匹林的不良反应有　　　　　　　　　　　　　　　　　　　　（　　　）
　　　A. 胃肠道反应　　　　　　　　　B. 甲状腺肿大和黏液性水肿
　　　C. 瑞夷综合征　　　　　　　　　D. 促进氯化钠和水的再吸收,引起水肿
　　　E. 荨麻疹、血管神经性水肿等过敏反应

15. 能引起阿司匹林哮喘的药物有　　　　　　　　　　　　　　　　　（　　　）
　　　A. 阿司匹林　　　　　　　　　　B. 保泰松　　　　　　　　C. 吡罗昔康
　　　D. 吲哚美辛　　　　　　　　　　E. 布洛芬

16. 主要治疗风湿性和类风湿性关节炎的药物有　　　　　　　　　　　（　　　）
　　　A. 保泰松　　　　　　　　　　　B. 布洛芬　　　　　　　　C. 甲芬那酸
　　　D. 阿司匹林　　　　　　　　　　E. 对乙酰氨基酚

17. 不易引起胃溃疡和隐匿性胃出血的药物有　　　　　　　　　　　　（　　　）
　　　A. 萘普生　　　　　　　　　　　B. 阿司匹林　　　　　　　C. 保泰松
　　　D. 对乙酰氨基酚　　　　　　　　E. 吲哚美辛

18. 解热、镇痛、抗炎作用均明显强于阿司匹林的药物有　　　　　　　（　　　）

A. 萘普生　　　　　　　B. 布洛芬　　　　　　　C. 双氯芬酸

D. 吲哚美辛　　　　　　E. 吡罗昔康

19. 吲哚美辛会引发的不良反应有　　　　　　　　　　　　　　　　　（　　）

A. 胃肠道反应　　　　　B. 骨髓抑制　　　　　　C. 幻觉

D. 变态反应　　　　　　E. 急性胰腺炎

二、填空题

1. 阿司匹林具有＿＿＿＿＿＿、＿＿＿＿＿＿、＿＿＿＿＿＿等作用,这些作用的机制均与＿＿＿＿＿＿＿＿＿＿＿有关。

2. 大剂量服用阿司匹林(5g/d 以上)可引起＿＿＿＿＿＿＿＿,为加速其排泄,可静脉滴注＿＿＿＿＿＿＿＿。

3. 阿司匹林禁用于＿＿＿＿＿＿＿＿＿＿、＿＿＿＿＿＿＿＿＿。

4. 阿司匹林的不良反应有＿＿＿＿＿＿、＿＿＿＿＿＿、＿＿＿＿＿＿、＿＿＿＿＿＿等。

5. 减轻阿司匹林引起胃肠道不良反应的措施是＿＿＿＿＿、＿＿＿＿＿、＿＿＿＿＿、＿＿＿＿＿。

6. 对乙酰氨基酚具有较强的＿＿＿＿＿＿作用,但几乎无＿＿＿＿＿作用。

7. 列举下列疼痛的止痛药,胃肠绞痛:＿＿＿＿,胆绞痛:＿＿＿＿＿＿,大手术后切口疼痛:＿＿＿＿,牙痛:＿＿＿＿＿,痛经:＿＿＿＿＿,肝胆疾病引起的钝痛:＿＿＿＿＿。

三、名词解释

1. 阿司匹林哮喘　　2. 水杨酸反应　　3. 瑞夷综合征

四、问答题

1. 常用解热镇痛抗炎药的分类有哪些? 每类举一药名。

2. 简述阿司匹林引起胃肠道反应的机制与防治。

3. 比较阿司匹林与氯丙嗪对体温影响的特点。

4. 吗啡、阿司匹林的镇痛作用与临床应用有何区别?

五、案例分析题

患者,女,40 岁,有哮喘病史。因感冒头痛服用复方阿司匹林,诱发哮喘发作,诊断为阿司匹林哮喘。问:什么叫阿司匹林哮喘? 服用阿司匹林等解热镇痛药为什么会引起阿司匹林哮喘? 如何防治?

第二十四章　中枢兴奋药

【知识导图】

中枢兴奋药 ⎰ 主要兴奋大脑皮层的药物：咖啡因、哌甲酯
　　　　　　 主要兴奋呼吸中枢的药物：尼可刹米、洛贝林、二甲弗林、多沙普仑
　　　　　　 促进大脑功能恢复药：胞磷胆碱、甲氯芬酯

【目标自测题】

一、选择题

A₁ 型题

1. 中枢兴奋药主要应用于　　　　　　　　　　　　　　　　　　　　　（　　）
   A. 低血压状态　　　　　　　　　B. 中枢性呼吸抑制
   C. 惊厥后出现的呼吸抑制　　　　D. 支气管哮喘所致的呼吸困难
   E. 呼吸肌麻痹所致呼吸抑制

2. 新生儿窒息应首选　　　　　　　　　　　　　　　　　　　　　　　　（　　）
   A. 二甲弗林　　　　　　B. 洛贝林　　　　　　C. 吡拉西坦
   D. 甲氯芬酯　　　　　　E. 咖啡因

3. 下列哪种药物与解热镇痛药配伍治疗一般性头痛　　　　　　　　　　　（　　）
   A. 咖啡因　　　　　　　B. 哌甲酯　　　　　　C. 美卡拉明
   D. 尼可刹米　　　　　　E. 洛贝林

4. 安全范围大，不易致惊厥的中枢兴奋药是　　　　　　　　　　　　　　（　　）
   A. 咖啡因　　　　　　　B. 尼可刹米　　　　　C. 二甲弗林
   D. 多沙普仑　　　　　　E. 洛贝林

5. 对于吗啡急性中毒所致的呼吸抑制，首选的中枢兴奋药是　　　　　　　（　　）
   A. 尼可刹米　　　　　　B. 甲氯芬酯　　　　　C. 甲氯芬酯
   D. 哌甲酯　　　　　　　E. 二甲弗林

X 型题

6. 中枢兴奋药的特征是　　　　　　　　　　　　　　　　　　　　　　　（　　）
   A. 主要抢救中枢性呼吸抑制　　　B. 不安全　　　　　C. 易致惊厥
   D. 比呼吸机维持呼吸更安全　　　E. 作用时间短，需反复用药维持疗效

7. 哌甲酯临床应用于　　　　　　　　　　　　　　　　　　　　　　　　（　　）
   A. 轻度抑郁症　　　　　　　　　B. 配伍麦角胺治疗偏头痛
   C. 小儿遗尿症　　　　　　　　　D. 中枢性呼吸抑制
   E. 儿童多动症

8. 对呼吸中枢有间接兴奋作用的药物有　　　　　　　　　　　　　　　　（　　）

A. 咖啡因　　　　　　　　　B. 洛贝林　　　　　　　　　C. 尼可刹米

D. 二甲弗林　　　　　　　　E. 甲氯芬酯

9. 中枢兴奋药过量引起惊厥可选用下列哪些药对抗　　　　　　　　　　　　（　　）

A. 水合氯醛　　　　　　　　B. 氯丙嗪　　　　　　　　　C. 地西泮

D. 哌替啶　　　　　　　　　E. 苯巴比妥

10. 应用中枢兴奋药时应注意　　　　　　　　　　　　　　　　　　　　　　（　　）

A. 根据呼吸衰竭的性质选药　　B. 快速静脉注射给药　　　C. 采用几种药物交替使用

D. 严格控制剂量和给药间隔时间　E. 必须采用综合治疗措施

二、填空题

1. 主要兴奋大脑皮层的中枢兴奋药物是＿＿＿＿＿＿＿＿和＿＿＿＿＿＿＿＿＿＿。

2. 对呼吸中枢有直接兴奋作用的药物是＿＿＿＿＿、＿＿＿＿＿和＿＿＿＿＿等；只有间接兴奋作用的药物是＿＿＿＿＿＿＿；既有直接作用又有间接作用的药物是＿＿＿＿＿＿＿＿＿。

3. 中枢兴奋药主要作用是＿＿＿＿＿＿＿＿＿，但这类药物剂量过大均可引起＿＿＿＿＿＿。

4. 解救一氧化碳中毒最常选用＿＿＿＿＿＿＿＿＿＿＿＿。

5. 治疗小儿遗尿症的有效药物是＿＿＿＿＿＿＿＿＿＿＿。

三、问答题

1. 根据主要作用部位对中枢兴奋药进行分类，每类举 1～2 个药物。

2. 使用中枢兴奋药时有哪些注意事项？

第五篇　心血管系统药物

第二十五章 泌尿系统药物

【知识导图】

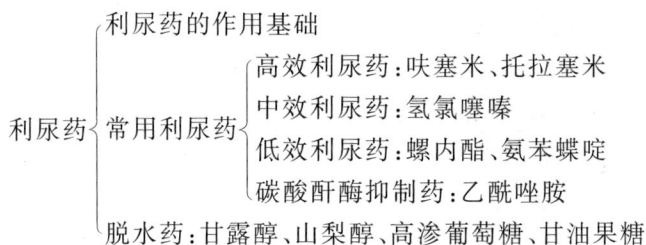

利尿药 ┬ 利尿药的作用基础
　　　 ├ 常用利尿药 ┬ 高效利尿药：呋塞米、托拉塞米
　　　 │　　　　　　├ 中效利尿药：氢氯噻嗪
　　　 │　　　　　　├ 低效利尿药：螺内酯、氨苯蝶啶
　　　 │　　　　　　└ 碳酸酐酶抑制药：乙酰唑胺
　　　 └ 脱水药：甘露醇、山梨醇、高渗葡萄糖、甘油果糖

【目标自测题】

一、选择题

A₁ 型题

1. 排钠效能最高的利尿药是　　　　　　　　　　　　　　　　　　　　　　（　　）
   A. 氢氯噻嗪　　　　　　　　　B. 阿米洛利　　　　　　　C. 呋塞米
   D. 苄氟噻嗪　　　　　　　　　E. 环戊噻嗪

2. 伴有糖尿病的水肿患者不宜选用下列哪种利尿药　　　　　　　　　　　　（　　）
   A. 布美他尼　　　　　　　　　B. 氢氯噻嗪　　　　　　　C. 螺内酯
   D. 乙酰唑胺　　　　　　　　　E. 依他尼酸

3. 最易引起暂时性或永久性耳聋的利尿药是　　　　　　　　　　　　　　　（　　）
   A. 依他尼酸　　　　　　　　　B. 布美他尼　　　　　　　C. 呋塞米
   D. 氢氯噻嗪　　　　　　　　　E. 氯酞酮

4. 可加速毒物排泄的药物是　　　　　　　　　　　　　　　　　　　　　　（　　）
   A. 氢氯噻嗪　　　　　　　　　B. 呋塞米　　　　　　　　C. 乙酰唑胺
   D. 氨苯蝶啶　　　　　　　　　E. 阿米洛利

5. 治疗高尿钙症和钙结石可选用　　　　　　　　　　　　　　　　　　　　（　　）
   A. 氢氯噻嗪　　　　　　　　　B. 呋塞米　　　　　　　　C. 乙酰唑胺
   D. 氨苯蝶啶　　　　　　　　　E. 甘露醇

6. 常作为高血压治疗药物的利尿药是　　　　　　　　　　　　　　　　　　（　　）
   A. 氢氯噻嗪　　　　　　　　　B. 呋塞米　　　　　　　　C. 乙酰唑胺
   D. 氨苯蝶啶　　　　　　　　　E. 甘露醇

7. 治疗高血钙症可选用　　　　　　　　　　　　　　　　　　　　　　　　（　　）
   A. 氢氯噻嗪　　　　　　　　　B. 呋塞米　　　　　　　　C. 氨苯蝶啶
   D. 乙酰唑胺　　　　　　　　　E. 甘露醇

8. 治疗肺水肿的首选药物是　　　　　　　　　　　　　　　　　　　　　　（　　）

A. 氢氯噻嗪　　　　　　　　B. 呋塞米　　　　　　　　C. 乙酰唑胺

D. 氨苯蝶啶　　　　　　　　E. 甘露醇

9. 可引起高血钾的利尿药物是　　　　　　　　　　　　　　　　　（　　　）

A. 呋塞米　　　　　　　　　B. 氢氯噻嗪　　　　　　　C. 环戊噻嗪

D. 阿米洛利　　　　　　　　E. 乙酰唑胺

10. 具有对抗醛固酮作用而引起利尿作用的药物是　　　　　　　　（　　　）

A. 呋塞米　　　　　　　　　B. 氢氯噻嗪　　　　　　　C. 螺内酯

D. 氨苯蝶啶　　　　　　　　E. 乙酰唑胺

11. 可用于治疗尿崩症的利尿药是　　　　　　　　　　　　　　　（　　　）

A. 呋塞米　　　　　　　　　B. 氢氯噻嗪　　　　　　　C. 螺内酯

D. 氨苯蝶啶　　　　　　　　E. 乙酰唑胺

12. 噻嗪类利尿药的利尿作用机制是　　　　　　　　　　　　　　（　　　）

A. 增加肾小球滤过　　　　　B. 抑制近曲小管碳酸酐酶,减少 H^+、Na^+ 交换

C. 抑制远曲小管近端 Na^+、Cl^- 的共同转动

D. 抑制髓袢升支粗段髓质部 Na^+、Cl^- 的主动再吸收

E. 抑制远曲小管 K^+、Na^+ 交换

13. 呋塞米的利尿作用机制是　　　　　　　　　　　　　　　　　（　　　）

A. 抑制 Na^+-K^+-$2Cl^-$ 共同转运系统　　B. 抑制 Na^+-Cl^- 转运系统

C. 抑制远曲小管对 Na^+ 的吸收　　　　　D. 抑制碳酸酐酶活性

E. 拮抗醛固酮受体

14. 呋塞米的不良反应不包括　　　　　　　　　　　　　　　　　（　　　）

A. 低钾血症　　　　　　　　B. 高镁血症　　　　　　　C. 高尿酸血症

D. 低氯性碱血症　　　　　　E. 耳毒性

15. 肝硬化引起的腹水患者利尿宜选用　　　　　　　　　　　　　（　　　）

A. 氢氯噻嗪　　　　　　　　B. 呋塞米　　　　　　　　C. 依他尼酸

D. 螺内酯　　　　　　　　　E. 布美他尼

16. 托拉塞米与呋塞米比较具有的优点不包括　　　　　　　　　　（　　　）

A. 利尿作用强　　　　　　　B. 作用维持时间长

C. 尿钾排出作用弱于呋塞米　D. 降低心力衰竭患者病死率

E. 尿钠排出作弱于呋塞米

17. 保钾利尿药有　　　　　　　　　　　　　　　　　　　　　　（　　　）

A. 氢氯噻嗪　　　　　　　　B. 呋塞米　　　　　　　　C. 依他尼酸

D. 螺内酯　　　　　　　　　E. 布美他尼

18. 既有利尿作用又有抗利尿作用的药物是　　　　　　　　　　　（　　　）

A. 氢氯噻嗪　　　　　　　　B. 呋塞米　　　　　　　　C. 依他尼酸

D. 螺内酯　　　　　　　　　E. 布美他尼

19. 渗透性利尿药不具备的特点　　　　　　　　　　　　　　　　（　　　）

A. 静脉注射后不易通过毛细血管进入组织　　B. 易经肾小球滤过

C. 不易被肾小管重吸收　　　D. 不具有脱水作用

E. 在体内不被代谢

20. 治疗脑水肿的首选药物是　　　　　　　　　　　　　　　　　（　　）

　　A. 氢氯噻嗪　　　　　　　　　B. 呋塞米　　　　　　　　　C. 乙酰唑胺

　　D. 氨苯蝶啶　　　　　　　　　E. 甘露醇

21. 用于脱水的葡萄糖溶液的浓度为　　　　　　　　　　　　　　　（　　）

　　A. 5%　　　　　　　　　　　　B. 10%　　　　　　　　　　　C. 25%

　　D. 30%　　　　　　　　　　　E. 50%

22. 甘露醇的禁忌证哪项除外　　　　　　　　　　　　　　　　　　（　　）

　　A. 慢性心功能不全　　　　　　B. 尿闭者　　　　　　　　　C. 活动性颅内出血者

　　D. 青光眼急性发作　　　　　　E. 急性肺水肿

A_2 型题

23. 某患者因高血压引发心力衰竭 2 年,有下肢浮肿,一直服用抗高血压药及利尿药氢氯噻嗪,该患者近日来出现乏力、心律失常、食欲低下。该患者出现的症状可能是由于什么引起的　　　　　　　　　　　　　　　　　　　　　　　　　　（　　）

　　A. 低血镁　　　　　　　　　　B. 低血钠　　　　　　　　　C. 低血钾

　　D. 高血钾　　　　　　　　　　E. 低血钙

24. 患者,72 岁,有轻度的肾功能不全,因髓内星形细胞瘤出现头痛、恶心、呕吐等高颅内压症状。宜用下列什么药降颅内压　　　　　　　　　　　　　　　（　　）

　　A. 呋塞米　　　　　　　　　　B. 氢氯噻嗪　　　　　　　　C. 乙酰唑胺

　　D. 甘露醇　　　　　　　　　　E. 甘油果糖

25. 患者,女,61 岁,3 个月前曾患急性心肌梗死,4d 前上呼吸道感染,今突发剧咳,呼吸急促,不能平卧,咳粉红色泡沫样痰,烦躁不安,大汗淋漓。查体:心率 120 次/min,血压160/95mmHg,两肺野可闻及密集小水泡,四肢浮肿。宜用下列哪个利尿药　　（　　）

　　A. 氢氯噻嗪　　　　　　　　　B. 阿米洛利　　　　　　　　C. 苄氟噻嗪

　　D. 呋塞米　　　　　　　　　　E. 螺内酯

26. 患者,女,45 岁。脑肿瘤入院。查体:昏迷,血压升高,呼吸缓慢,脉搏缓慢而有力,诊断为脑肿瘤导致颅内压增高。宜用药物　　　　　　　　　　　　　　（　　）

　　A. 氢氯噻嗪　　　　　　　　　B. 阿米洛利　　　　　　　　C. 甘油果糖

　　D. 苄氟噻嗪　　　　　　　　　E. 螺内酯

A_3/A_4 型题

(27～28 共用题干)

　　患者,女,62 岁,因心悸、气短、浮肿、尿少而诊断为风湿性心脏瓣膜病伴慢性充血性心功能不全,口服氢氯噻嗪、地高辛治疗,服药第 6 天时,出现食欲减退、恶心、头痛、失眠、心律不齐,心电图示期前收缩。

27. 服药第 6 天出现的症状与哪项有关　　　　　　　　　　　　　　（　　）

　　A. 慢性心功能不全症恶化　　　B. 风湿性心脏瓣膜病

　　C. 地高辛的不良反应　　　　　E. 氢氯噻嗪的不良反应

　　E. 氯化钾的不良反应

28. 应采取的用药护理措施哪项除外 （　　）

    A. 停用地高辛　　　　　　　　B. 停用氢氯噻嗪

    C. 补充钾盐　　　　　　　　　E. 用苯妥英钠治疗

    E. 补充钙盐

二、填空题

1. 甘露醇常用于治疗_____、_____,以及预防_____。

2. 静注甘露醇具有_____和_____作用。

3. 高效能利尿药包括_____、_____、_____等药物。

4. 中效能利尿药包括_____、_____、_____等药物。

5. 低效能利尿药包括_____、_____、_____等药物。

三、问答题

1. 常用利尿药如何分类? 各类的主要作用部位及作用机制是什么?

2. 高效能、中效能利尿药和螺内酯各有哪些不良反应?

第二十六章　钙通道阻滞药

【知识导图】

钙通道阻滞药
- 选择性
  - Ⅰ类(苯烷胺类):维拉帕米、戈洛帕米、噻帕米
  - Ⅱ类(二氢吡啶类):硝苯地平、尼群地平、尼莫地平等
  - Ⅲ类(苯噻氮䓬类):地尔硫䓬、克仑硫䓬等
- 非选择性
  - Ⅳ类(哌嗪类):桂利嗪、氟桂利嗪等
  - Ⅴ类(普尼拉明类):普尼拉明
  - Ⅵ类(其他类):哌克昔林、卡罗维林等

【目标自测题】

一、选择题

A₁ 型题

A_1 型题

1. 阵发性室上性心动过速首选 （　　）
    A. 维拉帕米　　　　　　　　B. 苯妥英钠　　　　　　C. 利多卡因
    D. 普鲁卡因胺　　　　　　　E. 普罗帕酮

2. 在应用钙通道阻滞药期间,出现下列何种症状可减量或停药 （　　）
    A. 头痛、头晕　　　　　　　B. 便秘　　　　　　　　C. 乏力
    D. 踝部水肿　　　　　　　　E. 面红

3. 下列哪一组药物属于选择性钙通道阻滞药 （　　）
    A. 维拉帕米、尼莫地平、普尼拉明　　B. 硝苯地平、维拉帕米、氟桂利嗪
    C. 维拉帕米、尼莫地平、桂利嗪　　　D. 硝苯地平、维拉帕米、地尔硫䓬
    E. 硝苯地平、尼群地平、哌克昔林

4. 对脑血管有选择性扩张作用的药物是 （　　）
    A. 硝苯地平　　　　　　　　B. 维拉帕米　　　　　　C. 尼莫地平
    D. 地尔硫䓬　　　　　　　　E. 普尼拉明

A_2 题型

5. 患者,男,70岁,主因"发现血压高4个月"就诊,既往血压最高 200/110mmHg,既往痛风病史,曾多次发作。医生给予硝苯地平缓释制剂。下列说法正确的是 （　　）
    A. 服用一段时间血压控制住后将硝苯地平缓释片掰开减量
    B. 可加用氢氯噻嗪加强降压效果
    C. 如降压效果不理想可更换为尼莫地平
    D. 患者服用药物后马上可进行体育锻炼
    E. 该患者不能使用抗痛风药物,以免影响药物疗效

A₃/A₄ 题型

（6～7 共用题干）

患者,男,60 岁。心前区阵发性疼痛 1 个月,多在夜间发作,与活动无关。每次发作 15 min。发作时心电图 Ⅱ、Ⅲ、aVF 导联 ST 段抬高。

6. 首选治疗的药物是　　　　　　　　　　　　　　　　　　　　　　　（　　）

　　A.去甲肾上腺素　　　　　　　B.利血平　　　　　　　　C.尼莫地平

　　D.硝酸甘油　　　　　　　　　E.氢氯噻嗪

7. 下列哪个药物禁用于该病例　　　　　　　　　　　　　　　　　　　　（　　）

　　A.硝苯地平　　　　　　　　　B.普萘洛尔　　　　　　　C.地尔硫䓬

　　D.硝酸甘油　　　　　　　　　E.卡托普利

X 型题

8. 脑血管疾病宜选用的钙通道阻滞药是　　　　　　　　　　　　　　　　（　　）

　　A.硝苯地平　　　　　　　　　B.氟桂利嗪　　　　　　　C.维拉帕米

　　D.氨氯地平　　　　　　　　　E.尼莫地平

9. 应用钙通道阻滞药出现心动过缓、传导阻滞或心脏停搏时处理措施包括　　（　　）

　　A.阿托品　　　　　　　　　　B.异丙肾上腺素　　　　　C.心脏起搏器

　　D.普萘洛尔　　　　　　　　　E.NA

二、填空题

1. 钙通道阻滞药对心脏的作用有＿＿＿＿＿＿＿、＿＿＿＿＿＿＿＿＿＿＿、＿＿＿＿＿＿＿＿＿＿＿、＿＿＿＿＿＿＿＿＿＿＿＿。

2. 既可有效控制血压,又能降低其波动过大所致的不良反应的药物是＿＿＿＿＿＿;对变异型心绞痛疗效最佳的药物是＿＿＿＿＿＿;阵发性室上性心动过速首选药是＿＿＿＿＿＿。

3. 患者使用钙通道阻滞药的缓释片和控释片时,不宜＿＿＿＿＿＿或＿＿＿＿＿服用,宜＿＿＿＿＿＿＿吞服,以免影响疗效。

三、名词解释

钙通道阻滞药

四、简答题

1. 钙通道阻滞药按时间先后如何分类? 试述其代表药及主要特点。

2. 简述钙通道阻滞药的药理作用及主要临床应用。

第二十七章　抗心律失常药

【知识导图】

抗心律失常药
- Ⅰ类(钠通道阻滞药)
  - Ⅰa类:奎尼丁、丙吡胺、普鲁卡因胺
  - Ⅰb类:利多卡因、苯妥英钠、美西律、妥卡尼
  - Ⅰc类:普罗帕酮、氟卡尼、莫雷西嗪
- Ⅱ类(β肾上腺素受体阻断药):普萘洛尔、美托洛尔、阿替洛尔、纳多洛尔等
- Ⅲ类(延长动作电位时程药):胺碘酮、索他洛尔、伊布利特、多非利特、溴苄胺等
- Ⅳ类(钙通道阻滞药):维拉帕米、地尔硫䓬等
- 其他:地高辛、腺苷、镁盐及钾盐等

【目标自测题】

一、选择题

1. 治疗窦性心动过速最好选用 　　　　　　　　　　( )
   - A. 奎尼丁
   - B. 美西律
   - C. 苯妥英钠
   - D. 毛花苷C
   - E. 普萘洛尔

2. 阵发性室上性心动过速首选 　　　　　　　　　　( )
   - A. 维拉帕米
   - B. 苯妥英钠
   - C. 利多卡因
   - D. 普鲁卡因胺
   - E. 普罗帕酮

3. 有抗胆碱作用,可加快房室传导,引起心室率过快,故在用其治疗房颤、房扑时,应先用强心苷抑制房室结,减慢传导,以防止心室率过快的药物是 　　　( )
   - A. 利多卡因
   - B. 美西律
   - C. 妥卡尼
   - D. 奎尼丁
   - E. 普萘洛尔

4. 急性心肌梗死引起的室性心动过速首选 　　　　　　( )
   - A. 奎尼丁
   - B. 维拉帕米
   - C. 利多卡因
   - D. 普萘洛尔
   - E. 苯妥英钠

5. 利多卡因对下列哪种心律失常无效 　　　　　　　( )
   - A. 室颤
   - B. 室性早搏
   - C. 室上性心动过速
   - D. 心肌梗死所致室性早搏
   - E. 强心苷中毒所致室性早搏

6. 对阵发性室上性心动过速无效的药物是 　　　　　　( )
   - A. 利多卡因
   - B. 新斯的明
   - C. 去氧肾上腺素
   - D. 去乙酰毛花苷
   - E. 洋地黄毒苷

7. 利多卡因治疗心律失常时要注射给药,其主要原因是 　　( )
   - A. 难以在胃肠道吸收
   - B. 对胃肠道刺激性太大
   - C. 首关消除明显
   - D. 容易被胃酸破坏
   - E. 引起胃肠道麻痹

8. 属于抗心律失常药Ⅰb类的药物是 （　　）

    A. 奎尼丁　　　　　　　　　B. 普罗帕酮　　　　　　C. 维拉帕米

    D. 利多卡因　　　　　　　　E. 普萘洛尔

9. 治疗洋地黄中毒引起的心律失常最佳药物是 （　　）

    A. 奎尼丁　　　　　　　　　B. 普萘洛尔　　　　　　C. 维拉帕米

    D. 胺碘酮　　　　　　　　　E. 苯妥英钠

10. 治疗强心苷所致窦性心动过缓和房室传导阻滞最佳药物是 （　　）

    A. 奎尼丁　　　　　　　　　B. 异丙肾上腺素　　　　C. 肾上腺素

    D. 阿托品　　　　　　　　　E. 利多卡因

11. 下列哪种药物不能用于治疗心房颤动 （　　）

    A. 洋地黄毒苷　　　　　　　B. 地高辛　　　　　　　C. 奎尼丁

    D. 胺碘酮　　　　　　　　　E. 利多卡因

12. 下列哪一症状不属于奎尼丁引起的金鸡纳反应 （　　）

    A. 头痛　　　　　　　　　　B. 恶心、呕吐　　　　　C. 血压升高

    D. 耳鸣　　　　　　　　　　E. 视力、听力减退

13. 长期服用可产生全身性红斑狼疮样症状的药物是 （　　）

    A. 普萘洛尔　　　　　　　　B. 普鲁卡因胺　　　　　C. 维拉帕米

    D. 利多卡因　　　　　　　　E. 普罗帕酮

14. 长期用药可引起角膜黄色微粒沉着的药物是 （　　）

    A. 普萘洛尔　　　　　　　　B. 普罗帕酮　　　　　　C. 胺碘酮

    D. 维拉帕米　　　　　　　　E. 普鲁卡因胺

A₂ 题型

15. 患者,女,54 岁,有甲亢病史,近日因过劳和精神受刺激而出现失眠、心慌、胸闷。体检见心率 160 次/min,心电图明显心肌缺血改变,窦性心律不齐。此时最好选用 （　　）

    A. 胺碘酮　　　　　　　　　B. 奎尼丁　　　　　　　C. 普鲁卡因胺

    D. 普萘洛尔　　　　　　　　E. 利多卡因

16. 患者,女,45 岁,有心肌缺血病史,经治疗几年来一直健康。近日突然出现心慌、气短,数分钟后能自然缓解,每日可发作数次,发作时常伴有心绞痛的症状。经心电图检查认为阵发性室上性心动过速,此时最好选用 （　　）

    A. 普鲁卡因胺　　　　　　　B. 硝苯地平　　　　　　C. 维拉帕米

    D. 索他洛尔　　　　　　　　E. 普罗帕酮

17. 患者,女,35 岁。有甲状腺功能亢进病史,经内科治疗好转。近日来因感冒又出现心慌、胸闷、不安、睡眠差,心电图显示窦性心动过速。请问对该患者应选用的抗心律失常药为 （　　）

    A. 利多卡因　　　　　　　　B. 苯妥英钠　　　　　　C. 普萘洛尔

    D. 维拉帕米　　　　　　　　E. 普罗帕酮

A₃/A₄ 题型

(18~19 共用题干)

    患者,女性,38 岁,患者曾有甲状腺功能亢进,内科治疗 5 年后症状消失。近几日因与丈

夫吵架夜不能寐。昨日起心慌、胸闷、不安。体检见心率 160 次/min,心电图显示窦性心律不齐,心肌缺血。

18. 该患者抗心律失常宜选用 （ ）

    A. 苯妥英钠   B. 利多卡因   C. 普鲁卡因胺

    D. 胺碘酮   E. 普萘洛尔

19. 下列说法正确的是 （ ）

    A. 该案例患者为心律失常,因此利多卡因有效

    B. 该病例是由交感神经兴奋引起,因此普萘洛尔可用

    C. 该案例患者为窦性心律失常,因此苯妥英钠有效

    D. 该案例患者为窦性心律失常,因此胺碘酮有效

    E. 该心律失常患者伴有心肌缺血,因此禁用普萘洛尔

X 型题

20. 不属于 I 类抗心律失常药物的有 （ ）

    A. 普萘洛尔   B. 奎尼丁   C. 维拉帕米

    D. 利多卡因   E. 胺碘酮

21. 绝对延长 ERP 的药物有 （ ）

    A. 苯妥英钠   B. 奎尼丁   C. 普罗帕酮

    D. 利多卡因   E. 胺碘酮

22. 利多卡因可用于 （ ）

    A. 急性心肌梗死伴发的室性心律失常   B. 心胸手术诱发的室性心律失常

    C. 心房颤动和心房扑动   D. 强心苷中毒所致的室性心律失常

    E. 阵发性、室上性心动过速

23. 普萘洛尔临床用于 （ ）

    A. 心房颤动   B. 阵发性、室上性心动过速   C. 室性早搏

    D. 窦性心动过缓   E. 心室颤动

二、填空题

1. 抗心律失常药的基本电生理作用是 _____ 、_____ 、_____ 。

2. 利多卡因主要用于 _____ 性心律失常,经肝脏代谢时 _____ 消除明显,故不宜口服给药,常采用 _____ 方式给药。

3. 窦性心动过缓宜用 _____;窦性心动过速首选 _____;阵发性室上性心动过速宜选用 _____ 和 _____ 。

4. 强心苷中毒时引起的快速型心律失常除补 K^+ 外,还可用 _____ 和 _____ 治疗。

三、问答题

1. 试述抗心律失常药的分类及代表药。

2. 举例说明抗心律失常药的基本电生理作用。

3. 窦性心动过速(交感神经过度兴奋所致)、阵发性室上性心动过速、室性心动过速分别应选何药治疗为宜? 并简述其作用。

4. 简述胺碘酮的不良反应,在用药护理时,护士应告知患者哪些内容?

第二十八章　抗心力衰竭药

【知识导图】

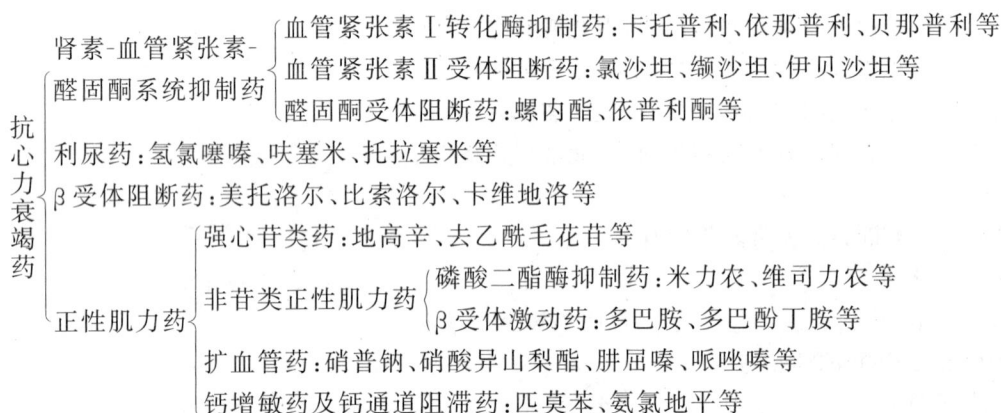

【目标自测题】

一、选择题

A_1 题型

1. 地高辛用于治疗房颤的依据是 （　）
   A. 降低异位节律点的自律性　　B. 延长有效不应期　　C. 减慢房室传导
   D. 延长动作电位时程　　E. 加快房室传导

2. 强心苷不能用于治疗 （　）
   A. 慢性心功能不全　　B. 心房颤动　　C. 室性心动过速
   D. 急性左心衰竭　　E. 阵发性室上性心动过速

3. 强心苷对下列哪种原因引起的心衰疗效不好,且易中毒 （　）
   A. 先天性心脏病　　B. 肺源性心脏病　　C. 高血压性心脏病
   D. 风湿性心脏病　　E. 甲状腺功能亢进

4. 强心苷中毒引起的缓慢型心律失常首选 （　）
   A. 维拉帕米　　B. 苯妥英钠　　C. 利多卡因
   D. 普鲁卡因胺　　E. 阿托品

5. 强心苷类药物增强心肌收缩力的机制是 （　）
   A. 兴奋心脏 β_1 受体　　B. 使心肌细胞内 Ca^{2+} 增加
   C. 使心肌细胞内 K^+ 增加　　D. 使心肌细胞内 Na^+ 增加
   E. 兴奋心脏 α 受体

6. 强心苷治疗心衰疗效最好的适应证是 （　）
   A. 甲状腺功能亢进诱发的心衰　　B. 高度二尖瓣狭窄所致的心衰

　　C.伴有心房颤动和心室率快的心衰　D.肺源性心脏病引起的心衰

　　E.贫血所继发的高排血量型心衰

7. 强心苷治疗心衰时与下列哪些药物合用能加重心肌细胞缺钾　　　　　　（　　）

　　A.卡托普利　　　　　　　　　　B.呋塞米　　　　　　　　C.螺内酯

　　D.卡维地洛　　　　　　　　　　E.氨力农

8. 关于β受体阻断剂治疗心衰的作用机制哪种说法是错误的　　　　　　（　　）

　　A.抑制交感神经活性　　　　　　B.上调$β_1$受体　　　　　C.激活 RAAS

　　D.抗心肌及血管重构　　　　　　E.抗心律失常

9. 主要扩张小动脉和小静脉,用于急性心衰的血管扩张药是　　　　　　（　　）

　　A.肼屈嗪　　　　　　　　　　　B.硝酸甘油　　　　　　　C.氨氯地平

　　D.硝普钠　　　　　　　　　　　E.哌唑嗪

A_2 题型

10. 患者,男,66岁,高血压病史10年,近几年时常下肢水肿,服氢氯噻嗪后好转。近1周心
　　慌、气短、水肿加重,服氢氯噻嗪无效。诊断为原发性高血压伴严重心功能不全。在用
　　地高辛、呋塞米治疗的同时,应考虑配合使用下列何药为宜　　　　　　（　　）

　　A.卡托普利　　　　　　　　　　B.普萘洛尔　　　　　　　C.氨氯地平

　　D.米力农　　　　　　　　　　　E.哌唑嗪

11. 患者,女,57岁高血压病史20年,伴慢性心功能不全,给予地高辛每日维持量治疗,突然
　　出现窦性心动过缓,宜选用的治疗药物是　　　　　　　　　　　　　　（　　）

　　A.肾上腺素　　　　　　　　　　B.阿托品　　　　　　　　C.维拉帕米

　　D.普萘洛尔　　　　　　　　　　E.奎尼丁

12. 患者,女,25岁,突然出现高度呼吸困难,发绀,咯粉红色泡沫样痰,血压 80/50mmHg,两
　　肺散在干、湿啰音,心率140 次/min,心律绝对不整,心尖部闻及隆隆样舒张中晚期杂
　　音,心电图示心房颤动,抢救措施首选　　　　　　　　　　　　　　　　（　　）

　　A.静脉注射呋塞米　　　　　　　B.静脉滴注硝普钠　　　　C.静脉注射氨茶碱

　　D.皮下注射吗啡　　　　　　　　E.静脉注射毛花苷 C

13. 风湿性心脏瓣膜病伴心力衰竭患者,每日用地高辛 0.25mg 持续一年,现心率 40 次/
　　min,心律规整,心电图示完全性房室传导阻滞,不应选择的治疗是　　　（　　）

　　A.肌内注射阿托品　　　　　　　B.静脉滴注异丙肾上腺素　C.静脉滴注阿托品

　　D.静脉注射地高辛抗体　　　　　E.静脉注射呋塞米

A_3/A_4 题型

(14～15 共用题干)

　　患者,男,17岁,心肌炎全心衰竭患者,服用地高辛 0.25mg/d,一周后检查心电图出现
洋地黄中毒。

14. 最适当的治疗是　　　　　　　　　　　　　　　　　　　　　　　　　（　　）

　　A.停地高辛,改用毛花苷 C 静脉注射　　B.停地高辛,改用呋塞米静脉注射

　　C.停地高辛,改用苯妥英钠静脉注射　　D.停地高辛,改用维拉帕米静脉注射

　　E.停地高辛,改用电复律

15. 可能与洋地黄中毒有关的临床表现是　　　　　　　　　　　　　　　　（　　）

A.呼吸困难　　　　　　　B.腹胀　　　　　　　　C.黄视绿视

D.咳嗽,咳泡沫样痰　　　E.水肿,尿少

X 型题

16. 属于正性肌力药是　　　　　　　　　　　　　　　　　　　　（　　）

A.普萘洛尔　　　　　　　B.地高辛　　　　　　　C.米力农

D.异波帕胺　　　　　　　E.维拉帕米

17. 地高辛可用于治疗　　　　　　　　　　　　　　　　　　　　（　　）

A.心力衰竭　　　　　　　B.心房颤动　　　　　　C.心房扑动

D.室性心动过速　　　　　E.阵发性室上性心动过速

18. 易诱发强心苷中毒的因素有　　　　　　　　　　　　　　　　（　　）

A.高血钾　　　　　　　　B.低血钾　　　　　　　C.低血镁

D.高血钙　　　　　　　　E.心肌缺氧

19. 用强心苷后仔细观察药效,患者正常的药物反应是　　　　　　（　　）

A.脉搏强而有力　　　　　B.体重增加　　　　　　C.尿量增加

D.呼吸困难缓解　　　　　E.食欲不振

20. 能逆转心肌、血管重构,降低病死率的治疗心衰药物有　　　　（　　）

A.卡托普利　　　　　　　B.地高辛　　　　　　　C.卡维地洛

D.米力农　　　　　　　　E.氢氯噻嗪

二、名词解释

1. 强心苷　2. 全效量(洋地黄化量)

三、填空题

1. 当前 HF 新的标准治疗(常规治疗)药物是_____、_____、_____、_____；其中能防止并逆转心肌及血管重构,提高 HF 患者生存率的药物是_____、_____。

2. 强心苷加强心肌收缩力具有两个显著特点：_____、_____。

3. 地高辛的临床应用有_____、_____、_____、_____。

4. 强心苷中毒时引起的快速型心律失常除补 K^+ 外,还可用_____和_____治疗；缓慢型心律失常可用_____治疗。

5. 强心苷中毒先兆(停药指征)包括_____、_____、_____。

四、简答题

1. 简述 HF 治疗药物分类,并列举代表药物。

2. 简述强心苷正性肌力作用的特点及作用机制。

3. 强心苷有哪些不良反应？试述强心苷心脏毒性表现及治疗。

4. 为什么 ACEI 类的应用是近年来治疗 HF 的重要进展？

第二十九章　抗高血压药

【知识导图】

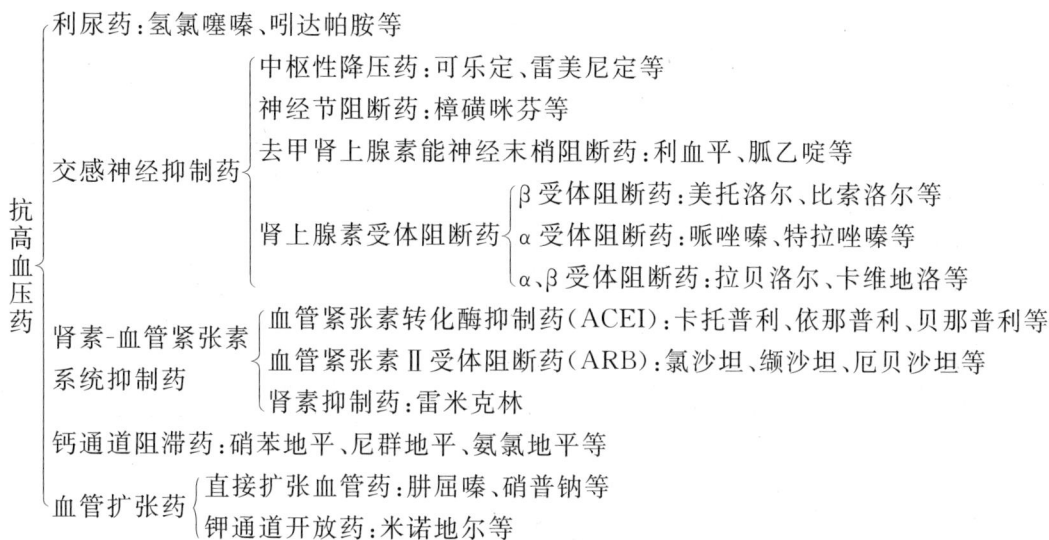

【目标自测题】

一、选择题

A₁型题

1. 卡托普利的降压机制是　　　　　　　　　　　　　　　　　　　（　　）
   A. 抑制肾素活性　　　　　　　　　　B. 抑制血管紧张素转换酶的活性
   C. 抑制 α-羟化酶的活性　　　　　　　D. 抑制血管紧张素 I 的生成
   E. 阻断血管紧张素 II 受体

2. 降低肾素活性最明显的药物是　　　　　　　　　　　　　　　　　（　　）
   A. 氢氯噻嗪　　　　　　　　　　B. 可乐定　　　　　　　C. 肼屈嗪
   D. 普萘洛尔　　　　　　　　　　E. 利血平

3. 患有隐性糖尿病的高血压患者不宜使用　　　　　　　　　　　　　（　　）
   A. 利血平　　　　　　　　　　　B. 氢氯噻嗪　　　　　　C. 硝普钠
   D. 卡托普利　　　　　　　　　　E. 硝苯地平

4. 高血压伴有心绞痛的患者宜用　　　　　　　　　　　　　　　　　（　　）
   A. 卡托普利　　　　　　　　　　B. 肼屈嗪　　　　　　　C. 利血平
   D. 氢氯噻嗪　　　　　　　　　　E. 普萘洛尔

5. 糖尿病、高血压伴有肾功能不全者最好选用　　　　　　　　　　　（　　）
   A. 氢氯噻嗪　　　　　　　　　　B. 利血平　　　　　　　C. 卡托普利

　　　　D. 胍乙啶　　　　　　　　　　　　E. 哌唑嗪

6. 能防止甚至逆转血管壁增厚和心肌肥大的抗高血压药物是　　　　　　　（　　）

　　　　A. 利尿降压药　　　　　　　　B. β 受体阻断药　　　　　　C. 钙通道阻滞药

　　　　D. 血管紧张素转换酶抑制药　　　E. α 受体阻断药

7. 关于普萘洛尔下列哪项是错误的　　　　　　　　　　　　　　　　　（　　）

　　　　A. 阻断突触前膜 β₂ 受体,减少去甲肾上腺素释放　　　　B. 减少肾素的释放

　　　　C. 长期用药时,一旦病情好转,应立即停药　　　　　　D. 生物利用度个体差异大

　　　　E. 能诱发支气管哮喘

8. 卡托普利常见的不良反应是　　　　　　　　　　　　　　　　　　　（　　）

　　　　A. 体位性低血压　　　　　　　B. 刺激性干咳　　　　　　　C. 多毛

　　　　D. 阳痿　　　　　　　　　　　E. 反射性心率加快

9. 利尿药初期降压的可能机制是　　　　　　　　　　　　　　　　　　（　　）

　　　　A. 降低血管对缩血管物质的反应性　B. 增加血管对扩血管物质的反应性

　　　　C. 降低动脉壁细胞的钠含量　　　　D. 排钠利尿,降低胞外液及血容量

　　　　E. 诱导动脉壁产生扩血管物质

10. 关于硝普钠哪项是错误的　　　　　　　　　　　　　　　　　　　　（　　）

　　　　A. 对小动脉和小静脉有同等的舒张作用

　　　　B. 适于治疗高血压危象及高血压脑病

　　　　C. 可用于治疗难治性心衰

　　　　D. 连续应用数日后体内可能有 SCN⁻ 蓄积

　　　　E. 降压作用迅速而持久

11. 抗高血压药最合理的联合用药是　　　　　　　　　　　　　　　　　（　　）

　　　　A. 氢氯噻嗪＋硝苯地平＋普萘洛尔　B. 氢氯噻嗪＋拉贝洛尔＋普萘洛尔

　　　　C. 肼屈嗪＋地尔硫䓬＋普萘洛尔　　D. 肼屈嗪＋哌唑嗪＋普萘洛尔

　　　　E. 硝苯地平＋哌唑嗪＋可乐定

12. 遇光易被破坏,应用前需新鲜配制并避光储存的降压药是　　　　　　（　　）

　　　　A. 氢氯噻嗪　　　　　　　　　B. 硝普钠　　　　　　　　　C. 肼屈嗪

　　　　D. 普萘洛尔　　　　　　　　　E. 硝苯地平

13. 下述抗高血压药物中,哪一药物易引起踝关节水肿　　　　　　　　　（　　）

　　　　A. 氢氯噻嗪　　　　　　　　　B. 硝苯地平　　　　　　　　C. 胍乙啶

　　　　D. 可乐定　　　　　　　　　　E. 硝普钠

14. 下列药物中不属于第一线降压药物是　　　　　　　　　　　　　　　（　　）

　　　　A. 利尿药　　　　　　　　　　B. 钙通道阻滞药　　　　　　C. 血管扩张药

　　　　D. β 受体阻断药　　　　　　　E. ACEI

A₂ 题型

15. 患者,女,56 岁,头痛、头晕 2 个月,并有时心慌。经检查:血压 24/14.6kPa,并有窦性心

　　　动过速,最好选用哪种治疗方案　　　　　　　　　　　　　　　　（　　）

　　　　A. 氢氯噻嗪＋普萘洛尔　　　　B. 氢氯噻嗪＋可乐定　　　　C. 硝苯地平＋肼屈嗪

　　　　D. 硝苯地平＋哌唑嗪　　　　　E. 卡托普利＋肼屈嗪

16. 患者,男,55 岁,患高血压并有窦性心动过速,宜选用下列何药治疗 　　　　　　（　　）

  A. 氢氯噻嗪   B. 硝苯地平   C. 哌唑嗪

  D. 普萘洛尔   E. 卡托普利

17. 患者,女,58 岁,患高血压,一日与家人生气突然头痛,眩晕,视物模糊,选用硝普钠静脉

  滴注,下列操作错误的是 　　　　　　　　　　　　　　　　　　　　　　　　（　　）

  A. 遵医嘱准确控制滴速   B. 始终守候严密监测血压

  C. 药液应现配现用   D. 避光纸包裹静滴容器

  E. 静脉滴注受阻时挤压输液管,增加滴速

18. 患者,男,60 岁,高血压 20 余年,突发头痛,视力模糊,失语,测血压 210/130mmHg。应

  首选下列何种降压药 　　　　　　　　　　　　　　　　　　　　　　　　　　（　　）

  A. 卡托普利   B. 氢氯噻嗪   C. 硝苯地平

  D. 普萘洛尔   E. 硝普钠

19. 患者,女,55 岁,患高血压,伴有心悸,心率 99 次/min,伴有劳力型心绞痛,应首选下列何

  种药物 　　　　　　　　　　　　　　　　　　　　　　　　　　　　　　　　（　　）

  A. β 受体阻断药   B. 利尿剂   C. 钙阻滞剂

  D. 血管紧张素转化酶抑制剂   E. 血管扩张剂

A_3/A_4 题型

(20～22 共用题干)

  患者,男,50 岁,有高血压病史 10 余年,多饮,多尿,测血压 160/100mmHg,空腹血糖
8.2mmol。医生诊断为高血压伴糖尿病。

20. 不宜选用何药治疗 　　　　　　　　　　　　　　　　　　　　　　　　　　　　（　　）

  A. 普萘洛尔   B. 哌唑嗪   C. 卡托普利

  D. 硝苯地平   E. 氯沙坦

21. 如患者出现蛋白尿(＋＋),应首选 　　　　　　　　　　　　　　　　　　　　（　　）

  A. 普萘洛尔   B. 硝苯地平   C. 卡托普利

  D. 利血平   E. 硝普钠

22. 如病情加重出现高血压危象,应选用何药治疗 　　　　　　　　　　　　　　　（　　）

  A. 可乐定   B. 硝普钠   C. 卡托普利

  D. 利血平   E. 氢氯噻嗪

X 型题

23. 关于卡托普利的叙述哪些是不正确的 　　　　　　　　　　　　　　　　　　　（　　）

  A. 能逆转心室与血管重构   B. 降压时伴有心率加快

  C. 能改善胰岛素抵抗   D. 对肾性和高肾素性高血压疗效好

  E. 易引起电解质紊乱和脂质代谢障碍

24. 能在降压同时不引起心率加快的药物有 　　　　　　　　　　　　　　　　　　（　　）

  A. 哌唑嗪   B. 卡托普利   C. 肼屈嗪

  D. 硝苯地平   E. 普萘洛尔

25. 关于哌唑嗪的叙述哪些是正确的 　　　　　　　　　　　　　　　　　　　　　（　　）

  A. 降压时伴有反射性心率加快   B. 首次给药可致严重的体位性低血压

　　C. 对血脂无明显影响　　　　　　　D. 能拮抗去甲肾上腺素的升压作用

　　E. 选择性性阻断突出后膜的 α_1 受体

26. 高血压合并严重心力衰竭者宜用　　　　　　　　　　　　　　　　（　　）

　　A. 氢氯噻嗪　　　　　　　　　　B. 普萘洛尔　　　　　　　C. 硝苯地平

　　D. 阿替洛尔　　　　　　　　　　E. 卡托普利

27. 合并肾功能不全的高血压宜用　　　　　　　　　　　　　　　　　（　　）

　　A. 氢氯噻嗪　　　　　　　　　　B. 普萘洛尔　　　　　　　C. 硝苯地平

　　D. 阿替洛尔　　　　　　　　　　E. 卡托普利

二、填空题

1. 一线降压药有＿＿＿＿＿＿＿、＿＿＿＿＿＿＿、＿＿＿＿＿＿＿、＿＿＿＿＿＿＿、

＿＿＿＿＿＿＿。

2. 哌唑嗪初次用量过大,可出现＿＿＿＿＿＿,防治措施是＿＿＿＿＿＿＿＿＿＿＿＿＿。

3. 高血压伴有糖尿病及痛风者宜用＿＿＿＿＿和＿＿＿＿＿,不宜使用＿＿＿＿＿。

4. 氯沙坦的不良反应与 ACEI 比较,无＿＿＿＿＿＿＿和＿＿＿＿＿＿＿＿＿。

三、简答题

1. 试述抗高血压药按其主要作用部位或机制分为哪几类? 各举一代表药。

2. 简述氢氯噻嗪、普萘洛尔、ACEI 降压机制、适应证及主要不良反应。

3. 简述抗高血压药的应用原则。

第三十章　抗心绞痛药

【知识导图】

抗心绞痛药 ｛ 硝酸酯类:硝酸甘油、硝酸异山梨酯、单硝酸异山梨酯等
β受体阻断药:普萘洛尔、美托洛尔、阿替洛尔等
钙通道阻滞药:硝苯地平、维拉帕米、地尔硫草等

【目标自测题】

一、选择题

A_1 型题

1. 硝酸甘油舒张血管的机制是　　　　　　　　　　　　　　　　　　（　　）
   A. 直接松弛血管平滑肌　　　　　　　B. 兴奋血管平滑肌受体
   C. 阻断血管平滑肌 $β_2$ 受体　　　　D. 在平滑肌及血管内皮细胞中产生 NO
   E. 阻断血管平滑肌电压依赖性钙通道

2. 治疗变异性心绞痛的最佳药物是　　　　　　　　　　　　　　　　（　　）
   A. 普萘洛尔　　　　　　　B. 硝酸甘油　　　　　　　C. 硝酸异山梨酯
   D. 硝苯地平　　　　　　　E. 阿替洛尔

3. 对心肌有保护作用的抗心绞痛药是　　　　　　　　　　　　　　　（　　）
   A. 普萘洛尔　　　　　　　B. 硝苯地平　　　　　　　C. 硝酸异山梨酯
   D. 阿替洛尔　　　　　　　E. 硝酸甘油

4. 伴有心率加快和高血压的心绞痛患者宜选用　　　　　　　　　　　（　　）
   A. 普萘洛尔　　　　　　　B. 硝酸甘油　　　　　　　C. 硝酸异山梨酯
   D. 戊四硝酯　　　　　　　E. 哌唑嗪

5. 不宜用于变异型心绞痛的药物是　　　　　　　　　　　　　　　　（　　）
   A. 硝酸甘油　　　　　　　B. 硝苯地平　　　　　　　C. 维拉帕米
   D. 普萘洛尔　　　　　　　E. 硝酸异山梨酯

6. 下述哪种不良反应与硝酸甘油扩血管作用无关　　　　　　　　　　（　　）
   A. 心率加快　　　　　　　B. 搏动性头痛　　　　　　C. 直立性低血压
   D. 升高眼内压　　　　　　E. 高铁血红蛋白血症

7. 关于硝酸甘油的论述,哪种是错误的　　　　　　　　　　　　　　（　　）
   A. 扩张血管,反射性使心率加快　　　B. 降低左室舒张末期压力
   C. 舒张冠脉侧支血管　　　　　　　　D. 增加心内膜供血作用较差
   E. 降低心肌耗氧量

8. 普萘洛尔治疗心绞痛时可产生下列哪一种不利作用　　　　　　　　（　　）
   A. 心室收缩力增加,心率减慢　　　　B. 心室容积增大,射血时间延长,增加耗氧

C. 心室容积缩小,射血时间缩短,降低耗氧   D. 扩张冠脉,增加心肌供血

E. 扩张动脉,降低后负荷

9. 硝酸甘油最常用的给药途径是   (   )

     A. 经皮肤   B. 静脉注射   C. 口服

     D. 舌下含化   E. 吸入

10. 伴有支气管哮喘的心绞痛患者不宜选用下列哪种药物   (   )

     A. 硝酸甘油   B. 普萘洛尔   C. 单硝酸异山梨酯

     D. 硝苯地平   E. 维拉帕米

11. 下列哪种药物连续应用易出现耐受性   (   )

     A. 普萘洛尔   B. 硝酸甘油   C. 卡维地洛

     D. 硝苯地平   E. 地尔硫䓬

12. 下列抗心绞痛药物中不宜用于血脂异常的心绞痛患者的是   (   )

     A. 硝苯地平   B. 普萘洛尔   C. 单硝酸异山梨酯

     D. 地尔硫䓬   E. 维拉帕米

A_2 题型

13. 患者,女,49 岁。胸闷、气短,反复发作 3 月余,休息时突发胸骨后压榨性疼痛。心电图检查示 ST 段抬高,诊断为变异型心绞痛。应首选的药物是   (   )

     A. 普萘洛尔   B. 美托洛尔   C. 硝酸甘油

     D. 吗啡   E. 阿司匹林

14. 患者,男,60 岁,患高血压性心脏病数年,有时因激动或过劳而发生心绞痛,最初经休息后尚可自行缓解,几天之后心绞痛加重并有心律失常,此时合理的治疗方案是   (   )

     A. 普萘洛尔+维拉帕米   B. 地尔硫䓬+普萘洛尔

     C. 普萘洛尔+硝酸异山梨酯   D. 硝酸甘油+普萘洛尔

     E. 地尔硫䓬+维拉帕米

15. 患者,男,50 岁,患者白天活动、工作无任何不适,但夜间常有胸闷、胸骨后疼痛,醒后开窗深呼吸能自行缓解,心电图未见心肌缺血图像。近几日夜间发作加重,有时被痛醒,难以自行缓解,诊断为变异型心绞痛,该患者不能用   (   )

     A. 硝酸甘油   B. 维拉帕米   C. 普萘洛尔

     D. 硝苯地平   E. 硝酸异山梨酯

A_3/A_4 题型

(16~17 共用题干)

16. 患者,女,56 岁。由于劳累、过度兴奋而突发心绞痛。诊断为劳累型心绞痛。服用下列哪种药效果较好   (   )

     A. 口服硫酸奎尼丁   B. 舌下含服硝酸甘油   C. 注射盐酸利多卡因

     D. 口服盐酸普鲁卡因   E. 注射苯妥英钠

17. 下列说法不正确的是   (   )

     A. 该患者如使用单一抗心绞痛药物效果不好,可加用普萘洛尔

     B. 合用普萘洛尔可以减少心肌耗氧量   C. 合用普萘洛尔可以增加心输出量

     D. 合用普萘洛尔可以相对延长舒张期   E. 合用普萘洛尔可以缩短射血时间

X 型题

18. 硝酸甘油可用于治疗　　　　　　　　　　　　　　　　　　　　（　　）

A. 稳定型心绞痛　　　　　　B. 不稳定型心绞痛　　　　C. 变异型心绞痛

D. 顽固性心力衰竭　　　　　E. 急性心肌梗死

19. 为延缓硝酸酯类耐受性的产生,应采取哪些措施　　　　　　　　（　　）

A. 调整给药剂量　　　　　　B. 降低给药频率　　　　　C. 采用小剂量间歇给药法

D. 采用大剂量连续给药　　　E. 合用乙酰半胱氨酸,提供补—SH

20. 硝苯地平抗心绞痛作用机制有　　　　　　　　　　　　　　　　（　　）

A. 降低心肌耗氧量　　　　　　　　B. 抑制脂肪水解酶,改善心肌代谢

C. 扩张冠脉,增加缺血心肌供血　　D. 抑制膜外 Ca^{2+} 内流,保护缺血心肌

E. 刺激 NO 释放,抑制血小板黏附和聚集

21. 硝酸甘油与普萘洛尔合用治疗心绞痛的结果是　　　　　　　　（　　）

A. 协调降低心肌耗氧量　　　B. 消除反射性心率加快

C. 缩小增加的左心容积　　　D. 减少硝酸甘油的用量

E. 消除低血压

二、填空题

1. 抗心绞痛药分类及代表药分别为 _____ , _____
_____ , _____ 三类。

2. 抗心绞痛药物治疗原则是 _____ , _____ ,使心
肌氧的供需恢复平衡。

3. 硝酸甘油基本作用是 _____ ,尤其对 _____ 选择性高,__
_____ 是其抗心绞痛的药理学基础。

4. 硝酸甘油舌下含化,宜采取 _____ ,切记不可 _____ ,不可 _____ 。

5. 变异型心绞痛宜用 ____ _____ ,不宜用 _____ ;伴有哮喘及阻塞肺疾患的
心绞痛宜用 _____ ,不宜用 _____ 。

三、问答题

1. 试述抗心绞痛药分类? 各举一代表药。

2. 简述硝酸甘油抗心绞痛作用与机制。

3. 简述硝酸甘油和普萘洛尔合用的理由和应用注意事项。

4. 试述硝苯地平抗心绞痛作用机制及应用原则。

第三十一章 调血脂药与抗动脉粥样硬化药

【知识导图】

调血脂药与抗动脉粥样硬化药
- 调血脂药
  - 主要降低 TC 和 LDL 的药物
    - 他汀类:洛伐他汀、普伐他汀、辛伐他汀、氟伐他汀等
    - 胆汁酸结合树脂:考来烯胺、考来替泊等
    - 酰基辅酶 A 胆固醇酰基转移酶抑制药:甲亚油酰胺
  - 主要降低 TG 及 VLDL 药物
    - 贝特类:吉非贝齐、苯扎贝特、非诺贝特、环丙贝特等
    - 烟酸及其衍生物:烟酸、阿昔莫司等
  - 降低 Lp(a)的药物:烟酸、烟酸戊四醇酯、烟酸生育酚酯、阿昔莫司等
- 抗氧化剂:普罗布考、维生素 E、银杏叶制剂、丹参制剂
- 多烯脂肪酸类
  - n-3 型:二十碳五烯酸、二十二碳六烯酸等
  - n-6 型:月见草油和亚油酸
- 黏多糖和多糖类
  - 低分子量肝素:依诺肝素钠、那曲肝素钙、替地肝素等
  - 天然类肝素:硫酸乙酰肝素、硫酸皮肤素、硫酸软骨素

【目标自测题】

一、选择题

A_1 型题

1. 降低 TC 和 LDL 最明显的药物是　　　　　　　　　　　　　　　　　　（　　）
   - A. 烟酸
   - B. 多烯脂肪酸
   - C. 普罗布考
   - D. 洛伐他汀
   - E. 非诺贝特

2. 主要通过保护动脉内皮而发挥抗动脉粥样硬化作用的药物是　　　　　　（　　）
   - A. 多烯脂肪酸
   - B. 考来烯胺
   - C. 硫酸软骨素 A
   - D. 洛伐他汀
   - E. 吉非贝齐

3. 影响胆固醇吸收的药物是　　　　　　　　　　　　　　　　　　　　　（　　）
   - A. 考来烯胺
   - B. 烟酸
   - C. 多烯脂肪酸
   - D. 硫酸软骨素 A
   - E. 普罗布考

4. 通过抗氧化作用而发挥抗动脉粥样硬化作用的药物是　　　　　　　　　（　　）
   - A. 考来烯胺
   - B. 洛伐他汀
   - C. 烟酸
   - D. 非诺贝特
   - E. 普罗布考

5. 洛伐他汀的降脂机制为　　　　　　　　　　　　　　　　　　　　　　（　　）
   - A. 抑制磷酸二酯酶
   - B. 抑制 HMG-CoA 还原酶
   - C. 抑制血管紧张素转换酶
   - D. 激活 HMG-CoA 还原酶
   - E. 增强脂蛋白脂酶活性

6. 对原发性高 CH 血症应首选　　　　　　　　　　　　　　　　　　　　（　　）

　　A. 洛伐他汀　　　　　　　　　B. 烟酸　　　　　　　　C. 普罗布考

　　D. 吉非贝齐　　　　　　　　　E. 亚油酸

7. 可能引起骨骼肌溶解症的药物是　　　　　　　　　　　　　　　　（　　）

　　A. 考来烯胺　　　　　　　　　B. 烟酸　　　　　　　　C. 辛伐他汀

　　D. 普罗布考　　　　　　　　　E. 吉非贝齐

8. 下列哪种药物可以阻断胆汁酸的肝肠循环和反复利用　　　　　　（　　）

　　A. 普罗布考　　　　　　　　　B. 亚油酸　　　　　　　C. 考来烯胺

　　D. 烟酸　　　　　　　　　　　E. 硫酸乙酰肝素

X 型题

9. 以下药物属于抗氧化剂的是　　　　　　　　　　　　　　　　　　（　　）

　　A. 普伐他汀　　　　　　　　　B. 考来烯胺　　　　　　C. 普罗布考

　　D. 维生素 E　　　　　　　　　E. 烟酸

10. 能提高 HDL 的调血脂药是　　　　　　　　　　　　　　　　　　（　　）

　　A. 苯扎贝特　　　　　　　　　B. 考来烯胺　　　　　　C. 辛伐他汀

　　D. 普罗布考　　　　　　　　　E. 吉非贝齐

二、简答题

1. 试述调血脂药的分类？各举一代表药。

2. 简述他汀类作用、应用及主要不良反应。

第六篇
内脏和血液系统药物

第三十二章　血液及造血系统药物

【知识导图】

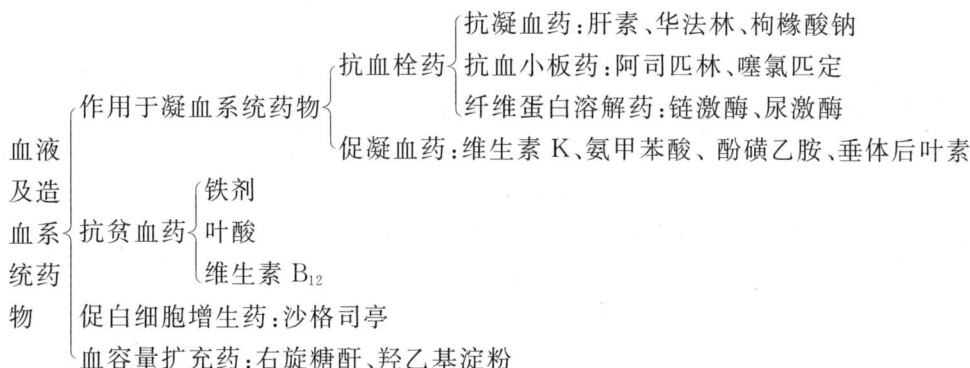

【目标自测题】

一、选择题

A₁ 型题

1. 体内体外均有抗凝作用的药物是　　　　　　　　　　　　　　　　　　（　　）
   A. 华法林　　　　　　　　　B. 肝素　　　　　　　　　C. 链激酶
   D. 枸橼酸钠　　　　　　　　E. 右旋糖酐

2. 肝素的抗凝血作用机制是　　　　　　　　　　　　　　　　　　　　　（　　）
   A. 抑制凝血因子的合成　　　　　　　　　　　B. 直接灭活各种凝血因子
   C. 激活抗凝血酶Ⅲ（AT-Ⅲ），灭活多种凝血因子　　D. 激活纤溶酶
   E. 抑制血小板聚集

3. 肝素过量引起的自发性出血应用下列何药对抗　　　　　　　　　　　　（　　）
   A. 维生素 K　　　　　　　　B. 氨甲苯酸　　　　　　　C. 垂体后叶素
   D. 鱼精蛋白　　　　　　　　E. 右旋糖酐

4. 关于肝素,哪一项是错误的　　　　　　　　　　　　　　　　　　　　（　　）
   A. 肝素过量能引起骨质疏松　　　B. 肝素不能口服
   C. 肝素是通过 AT-Ⅲ 起作用　　　D. 肝素用量越大,其抗凝活性 $t_{1/2}$ 越长
   E. 肝素只在体外有抗凝作用

5. 肝素的不良反应不包括　　　　　　　　　　　　　　　　　　　　　　（　　）
   A. 自发性出血　　　　　　　　B. 血糖升高　　　　　　　C. 血小板减少
   D. 过敏反应　　　　　　　　　E. 骨质疏松

6. 肝素的禁忌证不包括　　　　　　　　　　　　　　　　　　　　　　　（　　）
   A. 脑出血　　　　　　　　　　B. 活动性溃疡病　　　　　C. 血小板减少症

　　　　D. 心肌梗死　　　　　　　　　　E. 严重高血压

7. 华法林(双香豆素类)的抗凝血作用机制是　　　　　　　　　　　　　　　（　　　）
　　　A. 能对抗凝血因子Ⅱa、Ⅶa、Ⅸa、Ⅹa　　　　B. 激活纤溶酶
　　　C. 加速 AT-Ⅲ对凝血因子的灭活　　　　　　D. 抑制血小板聚集反应
　　　E. 影响凝血因子Ⅱ、Ⅶ、Ⅸ、Ⅹ的合成

8. 关于香豆素类抗凝血药,哪一项是错误的　　　　　　　　　　　　　　（　　　）
　　　A. 发挥作用慢,维持时间长　　　　　　　B. 维生素 K 能对抗其抗凝血作用
　　　C. 体内外都有抗凝作用　　　　　　　　　D. 口服就有抗凝作用
　　　E. 华法林比双香豆素出现作用快,维持时间短

9. 双香豆素过量引起的自发性出血应用下列何药对抗　　　　　　　　　（　　　）
　　　A. 硫酸鱼精蛋白　　　　　　　B. 叶酸　　　　　　　C. 维生素 K
　　　D. 尿激酶　　　　　　　　　　E. 维生素 B$_{12}$

10. 治疗急性血栓栓塞性疾病最好选用　　　　　　　　　　　　　　　　（　　　）
　　　A. 肝素　　　　　　　　　　　B. 华法林　　　　　　　C. 尿激酶
　　　D. 右旋糖酐　　　　　　　　　E. 双香豆素

11. 抗血小板药不包括　　　　　　　　　　　　　　　　　　　　　　（　　　）
　　　A. 双嘧达莫　　　　　　　　　B. 阿司匹林　　　　　　C. 噻氯匹定
　　　D. 尿激酶　　　　　　　　　　E. 阿昔单抗

12. 对新形成的血栓不具有溶栓作用的药物是　　　　　　　　　　　　　（　　　）
　　　A. 链激酶　　　　　　B. 组织纤溶酶原激活物　　　C. 瑞替普酶
　　　D. 尿激酶　　　　　　E. 肝素

13. 给药前,要先给糖皮质激素以防过敏的药物是　　　　　　　　　　　（　　　）
　　　A. 醋硝香豆素　　　　　　　　B. 肝素　　　　　　　C. 华法林
　　　D. 枸橼酸钠　　　　　　　　　E. 链激酶

14. 仅用作体外抗凝的药物是　　　　　　　　　　　　　　　　　　　（　　　）
　　　A. 枸橼酸钠　　　　　　　　　B. 肝素　　　　　　　C. 华法林
　　　D. 尿激酶　　　　　　　　　　E. 链激酶

15. 抗血栓药不包括　　　　　　　　　　　　　　　　　　　　　　（　　　）
　　　A. 抗凝药　　　　　　　　　　B. 抗血小板药　　　　C. 凝血酶抑制药
　　　D. 纤维蛋白溶解药　　　　　　E. 促凝血药

16. 维生素 K 的药理作用是　　　　　　　　　　　　　　　　　　　（　　　）
　　　A. 促进血红蛋白合成　　　　　　B. 抑制血小板聚集
　　　C. 抑制凝血块内的凝血酶　　　　D. 促进纤维蛋白溶解
　　　E. 参与凝血因子Ⅱ、Ⅶ、Ⅸ、Ⅹ的合成

17. 维生素 K 的适应证不包括　　　　　　　　　　　　　　　　　　（　　　）
　　　A. 新生儿出血　　　　　　　　B. 梗阻性黄疸、胆瘘
　　　C. 双香豆素过量所致的出血　　　D. 产后出血
　　　E. 口服广谱抗生素所致的出血

18. 以下何种药物因静注过速可致出汗、胸闷、血压下降,甚至发生虚脱　（　　　）

    A. 维生素 K_1 B. 维生素 K_3 C. 肝素

    D. 链激酶   E. 尿激酶

19. 治疗纤维蛋白溶解亢进所致的出血宜用   ( )

    A. 鱼精蛋白   B. 维生素 K   C. 氨甲苯酸

    D. 酚磺乙胺   E. 维生素 C

20. 治疗门脉高压引起的上消化道出血宜用   ( )

    A. 酚磺乙胺   B. 维生素 K   C. 氨甲苯酸

    D. 垂体后叶素   E. 氨甲环酸

21. 服铁剂时同吃哪种药物或食物不妨碍铁的吸收   ( )

    A. 浓茶   B. 抗酸药   C. 四环素

    D. 维生素 C   E. 牛奶

22. 促进铁吸收的因素有   ( )

    A. 碳酸氢钠   B. 浓茶   C. 牛奶

    D. 四环素   E. 稀盐酸

23. 既能治疗恶性贫血,又可作为神经系统辅助用药的是   ( )

    A. 硫酸亚铁   B. 甲酰四氢叶酸   C. 叶酸

    D. 维生素 B_{12} E. 维生素 C

24. 哪种原因引起的贫血用铁剂治疗无效   ( )

    A. 慢性腹泻   B. 疟疾   C. 内因子缺乏

    D. 钩虫病   E. 月经过多

25. 长期应用甲氨蝶呤、乙胺嘧啶及甲氧苄啶所致的巨幼红细胞性贫血宜用 ( )

    A. 铁剂   B. 亚叶酸钙   C. 维生素 B_{12}

    D. 叶酸   E. 维生素 C

26. 右旋糖酐的药理作用不包括   ( )

    A. 扩充血容量   B. 抗血栓   C. 抑制血小板聚集

    D. 渗透性利尿   E. 抑制纤维蛋白溶解

A_2 型题

27. 某患者有心肌梗死史,口服华法林抗凝辅助治疗,近来由于类风湿关节炎发作,服用阿
    司匹林抗炎抗风湿,出现鼻衄、齿龈出血、皮肤瘀斑等出血现象,该用何药对抗 ( )

    A. 鱼精蛋白   B. 钙剂   C. 氨甲苯酸

    D. 酚磺乙胺   E. 维生素 K

28. 一位大出血患者输入 2000ml 用枸橼酸钠抗凝的血浆后,出现手足抽搐、心功能不全、血
    压下降等症状,宜用何药解救   ( )

    A. 肾上腺素   B. 多巴胺   C. 去甲肾上腺素

    D. 钙剂   E. 地高辛

A_3/A_4 型题

(29~30 题共用题干)

    患者,男性,60 岁,无高血压史,最近经常咳嗽,痰中带血,诊断为肺炎伴肺出血。

29. 该患者宜用下列哪种止血药 （ ）

    A. 氨甲苯酸 B. 垂体后叶素 C. 尿激酶

    D. 华法林 E. 维生素 K

30. 该患者使用你选择的止血药,应特别监护的项目有 （ ）

    A. 呼吸 B. 心律 C. 血压

    D. 血常规 E. 尿常规

二、填空题

1. 抗凝血药中,体内体外均有抗凝作用的是_____;仅体内有抗凝作用的是_____;对新鲜血栓有溶栓作用的是_____和_____。

2. 肝素过量所致的自发性出血可用_____对抗;华法林过量所致的自发性出血可用_____对抗;尿激酶过量引起的自发性出血可用_____对抗。

3. 小细胞低色素性贫血可选用_____治疗;巨幼红细胞性贫血可选用_____和____治疗,而恶性贫血需补充_____,必须_____,并_____。

4. 为防止血液凝固,采血时常在每_____全血中加入 2.5% _____溶液 10ml。

5. 小儿误服 1g 以上铁剂可致急性中毒,急救可用_____或_____溶液洗胃,并用特殊解毒剂_____注入胃内以结合残存的铁。

6. 右旋糖酐可致过敏性休克,故用药前需_____、_____。滴注速度宜_____。

三、问答题

1. 比较肝素、华法林、尿激酶的抗凝作用特点、机制、应用及过量引起的自发性出血解救的异同点。

2. 试述维生素 K 和氨甲苯酸的止血机制、应用、主要不良反应及用药护理。

3. 硫酸亚铁、叶酸及维生素 B_{12} 分别用于治疗何种类型的贫血? 为什么叶酸可纠正维生素 B_{12} 缺乏引起的贫血症状而不能纠正神经症状?

第三十三章　呼吸系统药

【知识导图】

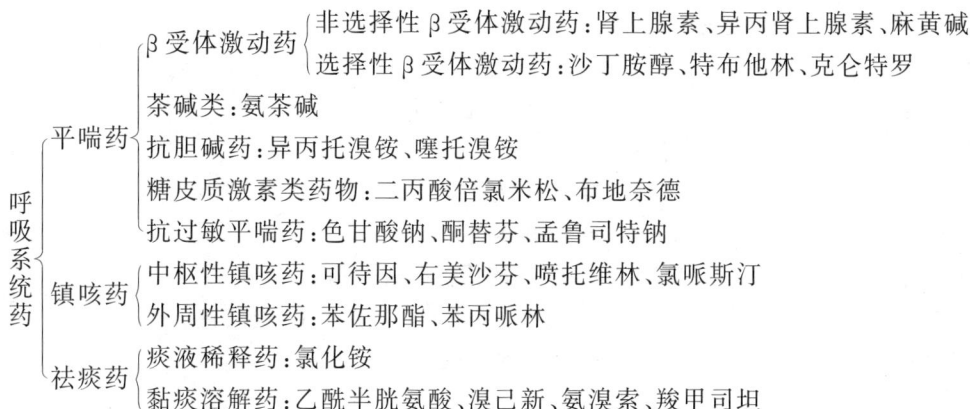

呼吸系统药
- 平喘药
  - β受体激动药
    - 非选择性β受体激动药:肾上腺素、异丙肾上腺素、麻黄碱
    - 选择性β受体激动药:沙丁胺醇、特布他林、克仑特罗
  - 茶碱类:氨茶碱
  - 抗胆碱药:异丙托溴铵、噻托溴铵
  - 糖皮质激素类药物:二丙酸倍氯米松、布地奈德
  - 抗过敏平喘药:色甘酸钠、酮替芬、孟鲁司特钠
- 镇咳药
  - 中枢性镇咳药:可待因、右美沙芬、喷托维林、氯哌斯汀
  - 外周性镇咳药:苯佐那酯、苯丙哌林
- 祛痰药
  - 痰液稀释药:氯化铵
  - 黏痰溶解药:乙酰半胱氨酸、溴己新、氨溴索、羧甲司坦

【目标自测题】

一、选择题

A_1 型题

1. 预防支气管哮喘发作的首选药物是　　　　　　　　　　　　　　　　　（　　）
   - A. 肾上腺素
   - B. 异丙肾上腺素
   - C. 色甘酸钠
   - D. 氨茶碱
   - E. 沙丁胺醇

2. 不能控制哮喘急性发作的药物是　　　　　　　　　　　　　　　　　　（　　）
   - A. 色甘酸钠
   - B. 异丙肾上腺素
   - C. 肾上腺素
   - D. 沙丁胺醇
   - E. 氨茶碱

3. 下列何药可选择性激动 β_2 受体　　　　　　　　　　　　　　　　　（　　）
   - A. 肾上腺素
   - B. 异丙肾上腺素
   - C. 麻黄碱
   - D. 多巴胺
   - E. 沙丁胺醇

4. 沙丁胺醇的特点不包括以下哪一项　　　　　　　　　　　　　　　　　（　　）
   - A. 对 β_2 受体的选择性高
   - B. 心悸副作用轻
   - C. 既可口服也可气雾吸入给药
   - D. 可收缩支气管黏膜血管
   - E. 用于治疗支气管哮喘

5. 关于氨茶碱的叙述错误的是　　　　　　　　　　　　　　　　　　　　（　　）
   - A. 可松弛支气管和其他平滑肌
   - B. 可兴奋心脏
   - C. 可兴奋中枢神经系统
   - D. 为控制急性哮喘应快速静脉注射
   - E. 有一定的利尿作用

6. 氨茶碱不宜用于治疗
   - A. 心源性哮喘
   - B. 支气管哮喘
   - C. 胆绞痛

D. 心律失常   E. 心源性水肿

7. 刺激性无痰干咳并伴有胸痛患者,止咳时应选用 (　)
　　A. 可待因　　　　B. 喷托维林　　　　C. 苯佐那酯
　　D. 右美沙芬　　　E. 苯丙哌林

8. 可产生成瘾性的镇咳药是 (　)
　　A. 右美沙芬　　　B. 可待因　　　　　C. 喷托维林
　　D. 苯丙哌林　　　E. 苯佐那酯

9. 刺激胃黏膜,反射性引起呼吸道腺体分泌增加而稀释痰液的药物是 (　)
　　A. 氯化铵　　　　B. 氨茶碱　　　　　C. 可待因
　　D. 溴己新　　　　E. 乙酰半胱氨酸

10. 痰阻塞气道的危重病人宜选用 (　)
　　A. 溴己新　　　　B. 氯化铵　　　　　C. 乙酰半胱氨酸
　　D. 可待因　　　　E. 喷托维林

11. 有胃溃疡史的慢性支气管炎痰多的患者,不能用下列哪个药物 (　)
　　A. 氯化铵　　　　B. 羧甲司坦　　　　C. 溴己新
　　D. 氨溴索　　　　E. 乙酰半胱氨酸

A_2 型题

12. 某女,3岁,过敏体质,既往有哮喘史,1h前因吸入油漆而出现哮喘急性发作,对该患者应选用 (　)
　　A. 吸入倍氯米松　　B. 吸入色甘酸钠　　C. 吸入沙丁胺醇
　　D. 口服麻黄碱　　　E. 口服氨茶碱

13. 某男,12岁,有哮喘病史,在冬季来临之际,为预防哮喘发作,患者应喷雾使用以下哪种药物预防支气管哮喘发作 (　)
　　A. 特布他林　　　B. 麻黄碱　　　　　C. 氨茶碱
　　D. 色甘酸钠　　　E. 克仑特罗

A_3/ A_4 型题

(14~15 共用题干)
　　一位慢性哮喘患者,现出现气喘、缺氧伴咳嗽、咳痰。

14. 首选下列何种药物 (　)
　　A. 可待因口服　　B. 沙丁胺醇口服　　C. 色甘酸钠口服
　　D. 糖皮质激素口服　E. 青霉素肌内注射

15. 使用药物治疗后,症状无明显缓解,哮喘持续发作已30h,现应 (　)
　　A. 联合使用抗生素　　B. 肾上腺素+倍氯米松雾化吸入
　　C. 氢化可的松静滴+沙丁胺醇　D. 糖皮质激素+沙丁胺醇
　　E. 抗生素+沙丁胺醇

(16~17 共用题干)
　　患者,男性,气喘发作2h,检查发现呼吸急促,三凹征,缺氧,心率130 次/min。

16. 除给予吸氧外,还应立即给予 (　)
　　A. 沙丁胺醇+氨茶碱　B. 肾上腺素+青霉素　C. 倍氯米松+沙丁胺醇

　　D. 氨茶碱＋肾上腺素　　　　　　E. 异丙肾上腺素＋色甘酸钠

17. 如果患者是血压高,以下何药则不宜选用　　　　　　　　　　　　　　（　　　）

　　A. 普萘洛尔　　　　　　　　B. 硝苯地平　　　　　　C. 卡托普利

　　D. 哌唑嗪　　　　　　　　　E. 氯沙坦

18. 患者合并肺炎支原体感染,应选择　　　　　　　　　　　　　　　　　（　　　）

　　A. 氯霉素　　　　　　　　　B. 青霉素　　　　　　　C. 红霉素

　　D. 林可霉素　　　　　　　　E. 多黏菌素

X 型题

19. 下列药物属于平喘药的是　　　　　　　　　　　　　　　　　　　　（　　　）

　　A. 沙丁胺醇　　　　　　　　B. 阿托品　　　　　　　C. 肾上腺素

　　D. 倍氯米松　　　　　　　　E. 可待因

20. 氨茶碱静注过快,易引起的严重不良反应有　　　　　　　　　　　　（　　　）

　　A. 过敏性休克　　　　　　　B. 惊厥　　　　　　　　C. 心律失常

　　D. 水钠潴留　　　　　　　　E. 血压骤降

21. 晚上服用易引起失眠的平喘药有　　　　　　　　　　　　　　　　　（　　　）

　　A. 沙丁胺醇　　　　　　　　B. 色甘酸钠　　　　　　C. 氨茶碱

　　D. 异丙托溴铵　　　　　　　E. 麻黄碱

22. 氨茶碱和麻黄碱都能　　　　　　　　　　　　　　　　　　　　　　（　　　）

　　A. 解除支气管平滑肌痉挛　　B. 增强心肌收缩力　　　C. 升高动脉血压

　　D. 兴奋中枢神经系统　　　　E. 降低支气管平滑肌细胞内 cAMP 含量

23. 倍氯米松治疗支气管哮喘的特点有　　　　　　　　　　　　　　　　（　　　）

　　A. 可以吸入给药　　　　　　B. 治疗作用与抗炎和抗过敏作用有关

　　C. 可用于急性哮喘发作的抢救　E. 可使小血管收缩,减少渗出

　　E. 长期吸入可发生口腔及咽部真菌感染

24. 支气管哮喘患者禁用　　　　　　　　　　　　　　　　　　　　　　（　　　）

　　A. 氨茶碱　　　　　　　　　B. 普萘洛尔　　　　　　C. 异丙托溴铵

　　D. 阿司匹林　　　　　　　　E. 吗啡

25. 为防止氨茶碱静脉注射引起严重不良反应,应采取哪些措施　　　　　（　　　）

　　A. 稀释后缓注,持续 10min　B. 控制用量　　　　　　C. 小儿不宜

　　D. 注射后平卧 10min　　　　E. 夜间及饥饿情况下不宜使用

二、填空题

1. 可待因通过直接抑制_____而镇咳,主要用于治疗_____患者,久用可_____,应控制使用。

2. 选择性 $β_2$ 受体激动剂有_____等,与非选择性 β 受体激动药比较,其特点有_____、_____、_____等。

3. 平喘药可分为_____、_____、_____、_____、_____等五类。

三、问答题

1. 简述沙丁胺醇的药理作用、作用特点及临床应用。

2. 试述氨茶碱的药理作用、机制、应用和主要不良反应及防治方法。

四、案例分析

有一病因不明的哮喘患者,急性发来院就诊。医嘱:氨茶碱注射剂 0.25g 加 25% 葡萄糖注射液 40.0ml,缓慢静脉注射。请分析医生处方是否合理,为什么?

第三十四章　消化系统药

【知识导图】

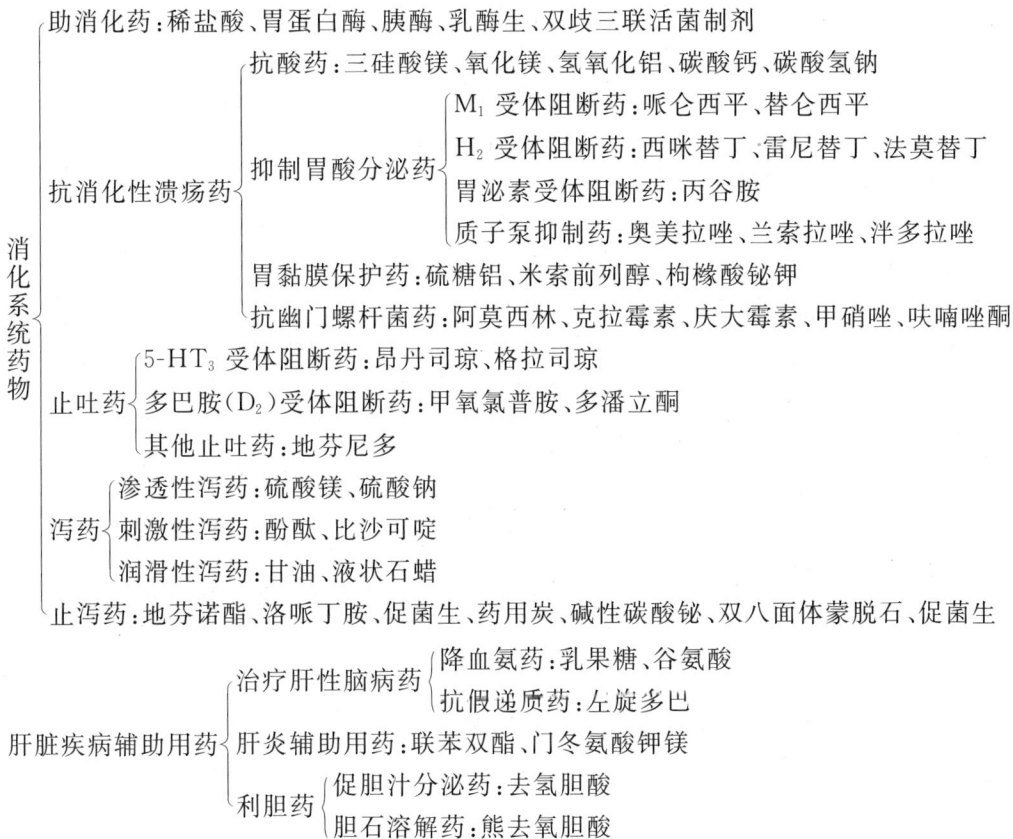

消化系统药物

助消化药:稀盐酸、胃蛋白酶、胰酶、乳酶生、双歧三联活菌制剂

抗消化性溃疡药
- 抗酸药:三硅酸镁、氧化镁、氢氧化铝、碳酸钙、碳酸氢钠
- 抑制胃酸分泌药
  - M_1 受体阻断药:哌仑西平、替仑西平
  - H_2 受体阻断药:西咪替丁、雷尼替丁、法莫替丁
  - 胃泌素受体阻断药:丙谷胺
  - 质子泵抑制药:奥美拉唑、兰索拉唑、泮多拉唑
- 胃黏膜保护药:硫糖铝、米索前列醇、枸橼酸铋钾
- 抗幽门螺杆菌药:阿莫西林、克拉霉素、庆大霉素、甲硝唑、呋喃唑酮

止吐药
- $5\text{-}HT_3$ 受体阻断药:昂丹司琼、格拉司琼
- 多巴胺(D_2)受体阻断药:甲氧氯普胺、多潘立酮
- 其他止吐药:地芬尼多

泻药
- 渗透性泻药:硫酸镁、硫酸钠
- 刺激性泻药:酚酞、比沙可啶
- 润滑性泻药:甘油、液状石蜡

止泻药:地芬诺酯、洛哌丁胺、促菌生、药用炭、碱性碳酸铋、双八面体蒙脱石、促菌生

肝脏疾病辅助用药
- 治疗肝性脑病药
  - 降血氨药:乳果糖、谷氨酸
  - 抗假递质药:左旋多巴
- 肝炎辅助用药:联苯双酯、门冬氨酸钾镁
- 利胆药
  - 促胆汁分泌药:去氢胆酸
  - 胆石溶解药:熊去氧胆酸

【目标自测题】

一、选择题

A_1 型题

1. 起效快,作用强而短暂的抗酸药是　　　　　　　　　　　　　　　　　　　　(　　)

　A. 碳酸氢钠　　　　　　　　B. 碳酸钙　　　　　　　　C. 氢氧化镁

　D. 氢氧化铝　　　　　　　　E. 三硅酸镁

2. 氢氧化铝和三硅酸镁联合用药的目的是　　　　　　　　　　　　　　　　　(　　)

　A. 防止产气　　　　　　　　B. 延长作用时间　　　　　C. 防止药物吸收

　D. 减少胃肠道反应　　　　　E. 降低神经毒性

3. 质子泵抑制药物是　　　　　　　　　　　　　　　　　　　　　　　　　　(　　)

　　A.西咪替丁　　　　　　　　　B.哌仑西平　　　　　　　C.丙谷胺

　　D.奥美拉唑　　　　　　　　　E.碳酸氢钠

4. 能使胃蛋白酶作用增强的药物是　　　　　　　　　　　　　　　（　　）

　　A.胰酶　　　　　　　　　　　B.稀盐酸　　　　　　　　C.乳酶生

　　D.奥美拉唑　　　　　　　　　E.抗酸药

5. 肿瘤化疗引起的呕吐应选用　　　　　　　　　　　　　　　　　（　　）

　　A.阿托品　　　　　　　　　　B.昂丹司琼　　　　　　　C.枸橼酸铋钾

　　D.乳果糖　　　　　　　　　　E.以上都不是

6. 洛哌丁胺可用于治疗　　　　　　　　　　　　　　　　　　　　（　　）

　　A.消化性溃疡　　　　　　　　B.急慢性便秘　　　　　　C.急慢性腹泻

　　D.止吐　　　　　　　　　　　E.以上都不是

7. 可产生成瘾性的止泻药是　　　　　　　　　　　　　　　　　　（　　）

　　A.地芬诺酯　　　　　　　　　B.碱式碳酸铋　　　　　　C.药用炭

　　D.去氢胆酸　　　　　　　　　E.熊去氧胆酸

8. 适用于儿童、老人便秘的泻药是　　　　　　　　　　　　　　　（　　）

　　A.硫酸钠　　　　　　　　　　B.液状石蜡　　　　　　　C.硫酸镁

　　D.大黄　　　　　　　　　　　E.番泻叶

9. 孕妇合并十二指肠溃疡不宜选用的药物　　　　　　　　　　　　（　　）

　　A.氢氧化铝　　　　　　　　　B.硫糖铝　　　　　　　　C.丙谷胺

　　D.奥美拉唑　　　　　　　　　E.米索前列醇

10. 妊娠妇女禁用硫酸镁导泻的原因是　　　　　　　　　　　　　（　　）

　　A.收缩子宫平滑肌　　　　　　B.抑制胎儿呼吸　　　　　C.升高孕妇血压

　　D.反射性使盆腔充血　　　　　E.致畸

A_2 型题

11. 患者,男,40岁,近半年来上腹部疼痛,饭后减轻,诊断为十二指肠溃疡。应选用下列何

　　药治疗　　　　　　　　　　　　　　　　　　　　　　　　　（　　）

　　A.奥美拉唑　　　　　　　　　B.稀盐酸　　　　　　　　C.昂丹司琼

　　D.比沙可啶　　　　　　　　　E.硫酸镁

12. 一老年男性患者,65岁,近半年来患习惯性便秘,应采用下列哪种药治疗　（　　）

　　A.硫酸镁　　　　　　　　　　B.乳果糖　　　　　　　　C.酚酞

　　D.鞣酸蛋白　　　　　　　　　E.洛哌丁胺

13. 一农村男孩,3岁,腹痛,脐周较重,诊断为蛔虫症,可用下列哪种药物为其排虫　（　　）

　　A.液状石蜡　　　　　　　　　B.酚酞　　　　　　　　　C.硫酸镁

　　D.甘油　　　　　　　　　　　E.比沙可啶

14. 一女性患者,患脑血栓卧床1年,近半月腹部胀满,食欲减退,经常嗳气反酸。医生认为

　　是轻度胃瘫。应给下列何药加强胃动力　　　　　　　　　　　（　　）

　　A.硫酸镁　　　　　　　　　　B.乳果糖　　　　　　　　C.比沙可啶

　　D.鞣酸蛋白　　　　　　　　　E.多潘立酮

A₃/A₄ 型题

(15～16 题共用题干)

患者,男性,40 岁,出现上腹冯、嗳气、反酸,纤维胃镜诊断为胃溃疡。

15. 抑酸效果最好的是　　　　　　　　　　　　　　　　　　　　(　　)
    A. 氢氧化铝　　　　　　　　B. 西咪替丁　　　　　　　C. 奥美拉唑
    D. 硫糖铝　　　　　　　　　E. 哌仑西平

16. 服药治疗后。症状有所缓解,最近由于工作紧张,上述症状再次出现,继续服用上述药
    物效果不佳,胃内发现幽门螺杆菌,应加服　　　　　　　　　　　(　　)
    A. 米索前列醇　　　　　　　B. 硫糖铝　　　　　　　　C. 奥美拉唑
    D. 氢氧化铝　　　　　　　　E. 甲硝唑

X 型题

17. 抗酸作用强、快,可产气,有胃穿孔危险的药物是　　　　　　　(　　)
    A. 氢氧化镁　　　　　　　　B. 碳酸钙　　　　　　　　C. 硫糖铝
    D. 碳酸氢钠　　　　　　　　E. 三硅酸镁

18. 雷尼替丁的作用特点有　　　　　　　　　　　　　　　　　　(　　)
    A. 作用较西咪替丁强　　　　B. 阻断 H₂ 受体　　　　　C. 抑制胃壁细胞质子泵
    D. 阻断 H₁ 受体　　　　　　E. 抑制胃酸分泌,促进溃疡愈合

19. 具有抗幽门螺杆菌的药物有　　　　　　　　　　　　　　　　(　　)
    A. 西咪替丁　　　　　　　　B. 奥美拉唑　　　　　　　C. 甲硝唑
    D. 米索前列醇　　　　　　　E. 枸橼酸铋钾

20. 治疗胃、十二指肠溃疡可选用　　　　　　　　　　　　　　　(　　)
    A. 哌仑西平　　　　　　　　B. 奥美拉唑　　　　　　　C. 丙谷胺
    D. 硫酸镁　　　　　　　　　E. 三硅酸镁

21. 昂丹司琼的适应证包括　　　　　　　　　　　　　　　　　　(　　)
    A. 化疗后呕吐　　　　　　　B. 放疗后呕吐　　　　　　C. 晕动病引起的呕吐
    D. 吗啡引起的呕吐　　　　　E. 术后呕吐

22. 抗晕动病呕吐可选用　　　　　　　　　　　　　　　　　　　(　　)
    A. 东莨菪碱　　　　　　　　B. 甲氧氯普胺　　　　　　C. 氯丙嗪
    D. 雷尼替丁　　　　　　　　E. 苯海拉明

23. 关于乳酶生的叙述,下列哪些是正确的　　　　　　　　　　　(　　)
    A. 为干燥酶制剂　　　　　　B. 为干燥死的乳酸杆菌
    C. 可分解糖类,产生乳酸,使肠内酸性增高
    D. 用于消化不良、腹胀及小儿消化不良性腹泻
    E. 宜与抗菌药合用,提高疗效

24. 口服硫酸镁的适应证包括　　　　　　　　　　　　　　　　　(　　)
    A. 排除肠内毒素　　　　　　B. 结肠镜检查前　　　　　C. 和驱虫药合用排虫
    D. 老年人习惯性便秘　　　　E. 妊娠高血压综合征

25. 具有利胆作用的药物有　　　　　　　　　　　　　　　　　　(　　)
    A. 硫酸镁　　　　　　　　　B. 硫酸钠　　　　　　　　C. 乳果糖

D.去氢胆酸   E.熊去氧胆酸

26. 容积性泻药包括 （　　）

A.乳果糖   B.氢氧化镁   C.硫酸镁

D.硫酸钠   E.碳酸氢钠

27. 长期服用液状石蜡可妨碍下列哪些物质的吸收 （　　）

A.维生素 A   B.维生素 D   C.维生素 C

D.钙   E.磷

二、填空题

1. 治疗消化性溃疡药可分为 ＿＿＿＿＿＿＿、＿＿＿＿＿＿＿、＿＿＿＿＿＿＿、＿＿＿＿＿＿＿ 四类。

2. 奥美拉唑抑制＿＿＿＿＿＿＿，而发挥强大的抑制胃酸分泌作用，主要用于＿＿＿＿＿＿＿ ＿＿＿。

3. 抗酸药是一类物质＿＿＿＿＿＿，能中和＿＿＿＿＿＿，缓解＿＿＿＿＿＿对胃、十二指肠黏膜的侵 蚀，常用药物有复方氢氧化铝，其主要成分是＿＿＿＿＿＿＿＿ 和 ＿＿＿＿＿＿＿ ＿＿＿。

4. 碳酸氢钠中和胃酸特点是＿＿＿＿＿＿＿、＿＿＿＿＿＿＿而＿＿＿＿＿＿，大量服用因吸收可 引起＿＿＿＿＿＿＿＿＿。

5. 硫酸镁口服可治疗＿＿＿＿＿＿＿＿＿＿＿＿，注射给药可治疗＿＿＿＿＿＿＿＿＿＿＿＿ ＿＿＿。

6. 泻药按其作用机制可分为 ＿＿＿＿＿＿＿＿＿、＿＿＿＿＿＿＿＿＿、＿＿＿＿＿＿＿＿＿ 三类。

三、问答题

1. 试述奥美拉唑的药理作用及临床应用。

2. 试述复方氢氧化铝（胃舒平）特点。

3. 静脉注射硫酸镁时，为什么不能速度过快？

四、处方及案例分析题

1. 治疗胃和十二指肠溃疡处方：

雷尼替丁片 150mg×30 片

用法：每次 150mg　每日 2 次，口服

硫糖铝片 0.5g×100 片

用法：每次 1.0g　每日 2 次，口服

请分析处方的合理性并阐明理由。

2. 男，60 岁，高血压患者，用硫酸镁降压，剂量用得过大，出现腱反射消失、昏迷、血压骤降及 呼吸抑制症状。除立即进行人工呼吸，还应用何药解救？为什么？

第三十五章　生殖系统药

【知识导图】

生殖系统药 ┤
  ├ 子宫兴奋药 ┤
  │   ├ 缩宫素
  │   ├ 麦角生物碱
  │   ├ 前列腺素
  │   └ 米非司酮
  └ 子宫抑制药 ┤
      ├ 利托君
      └ 硫酸镁

【目标自测题】

一、选择题

A_1 型题

1. 缩宫素对子宫平滑肌作用的特点是　　　　　　　　　　　　（　　）
   A. 小剂量即可引起子宫强直性收缩
   B. 子宫平滑肌对药物的敏感性与体内性激素水平无关
   C. 小剂量引起子宫底节律性收缩、子宫颈松弛
   D. 妊娠早期对药物敏感性增高
   E. 收缩血管、升高血压

2. 大剂量或久用会损伤血管内皮细胞的药物是　　　　　　　　　（　　）
   A. 麦角新碱　　　　　　　　B. 前列腺素 E　　　　　　C. 麦角胺
   D. 缩宫素　　　　　　　　　E. 米非司酮

3. 麦角新碱的下列哪项作用可用于治疗产后子宫出血　　　　　　（　　）
   A. 直接收缩血管　　　　　　B. 促进血管修复　　　　　C. 促进凝血过程
   D. 促进子宫内膜脱落　　　　E. 使子宫平滑肌强直性收缩,压迫血管

4. 麦角新碱不用于催产和引产是因为　　　　　　　　　　　　　（　　）
   A. 作用强大,易导致子宫强直性收缩　　　B. 作用比缩宫素弱,持续时间短,效果差
   C. 口服吸收慢而不完全,难以达到有效浓度
   D. 对子宫颈的兴奋作用明显弱于子宫底　　E. 以上都不是

5. 对无产道障碍、胎位正常的而宫缩无力的难产,可采用　　　　（　　）
   A. 麦角新碱　　　　　　　　B. 前列腺素 E　　　　　　C. 麦角胺
   D. 缩宫素　　　　　　　　　E. 米非司酮

6. 大剂量缩宫素可用于　　　　　　　　　　　　　　　　　　　（　　）
   A. 催产　　　　　　　　　　B. 引产　　　　　　　　　C. 产后止血
   D. 抗早孕　　　　　　　　　E. 药物流产

7. 雌激素的临床用途有 （　　）
    A. 痛经   B. 功能性子宫出血   C. 习惯性流产
    D. 先兆流产   E. 绝经期前的乳腺癌

8. 关于雌激素作用,下列叙述哪项不正确 （　　）
    A. 促使女性性器官发育成熟   B. 促使子宫内膜由增殖期转为分泌
    C. 较大剂量抑制促性腺激素释放激素的分泌   D. 抑制乳汁分泌
    E. 提高子宫平滑肌对缩宫素的敏感性

9. 黄体酮可用于 （　　）
    A. 先兆流产   B. 卵巢功能不全   C. 绝经期综合征
    D. 探亲避孕   E. 老年性骨质疏松

10. 属于同化激素类的药物是 （　　）
    A. 黄体酮   B. 甲基睾酮   C. 醛固酮
    D. 炔诺酮   E. 苯丙酸诺龙

11. 短效口服避孕药的主要作用机制是 （　　）
    A. 抑制卵巢黄体分泌激素   B. 抑制子宫内膜的正常增殖,不利于受精卵着床
    C. 通过负反馈机制抑制排卵   D. 抑制子宫和输卵管活动,改变受精卵运行速度
    E. 使子宫颈黏液变稠,精子不易进入子宫腔

12. 退乳宜选用 （　　）
    A. 甲基睾酮   B. 黄体酮   C. 己烯雌酚
    D. 炔诺酮   E. 苯丙酸诺龙

13. 主要抑制排卵的短效口服避孕药是 （　　）
    A. 苯丙酸诺龙   B. 丙酸睾素   C. 复方炔诺酮
    D. 黄体酮   E. 炔雌醇

14. 抗着床避孕药的主要作用机制是 （　　）
    A. 抑制卵巢黄体分泌激素   B. 抑制子宫内膜的正常增殖,不利于受精卵着床
    C. 通过负反馈机制抑制排卵   D. 抑制子宫和输卵管活动,改变受精卵运行速度
    E. 使子宫颈黏液变稠,精子不易进入子宫腔

A_2 题型

15. 患者,女,25 岁,足月妊娠,无产道异常,无头盆不称,出现宫缩乏力,应选用的药物是
    （　　）
    A. 麦角新碱   B. 前列腺素 E   C. 麦角胺
    D. 缩宫素   E. 米非司酮

16. 患者,女,25 岁,足月妊娠,顺产后出现子宫出血不止,无妊娠高血压,应选用止血药是
    （　　）
    A. 氨甲苯酸   B. 维生素 K   C. 麦角新碱
    D. 米非司酮   E. 前列腺素 E

A_3/A_4 题型(17~19 共用题干)

    患者,女,29 岁,足月妊娠,无产道异常,无头盆不称,出现宫缩乏力,选用缩宫素进行催产。

17. 体内增强该药作用主要因素有 （　　）

　　A. 孕激素　　　　　　　　　B. 前列腺素 E　　　　　　C. 雌激素

　　D. 糖皮质激素　　　　　　　E. 米非司酮

18. 应用缩宫素的注意事项有 （　　）

　　A. 变态反应　　　　　　　　B. 血压升高　　　　　　　C. 宫缩的强度和时间

　　D. 出血　　　　　　　　　　E. 疼痛

19. 分娩后用该药防止子宫出血的给药途径为 （　　）

　　A. 肌内注射小剂量　　　　　B. 肌内注射大剂量　　　　C. 静脉注射小剂量

　　D. 静脉滴注小剂量　　　　　E. 静脉滴注大剂量

X 型题

20. 下列哪些药物具有子宫抑制作用 （　　）

　　A. 利托君　　　　　　　　　B. 特布他林　　　　　　　C. 硫酸镁

　　D. 前列腺素　　　　　　　　E. 硝苯地平

21. 可用于催产、引产的药物有 （　　）

　　A. 麦角新碱　　　　　　　　B. 前列腺素 E　　　　　　C. 麦角胺

　　D. 缩宫素　　　　　　　　　E. 米非司酮

22. 目前临床应用的抗雌激素类药物有 （　　）

　　A. 雌二醇　　　　　　　　　B. 他莫昔芬　　　　　　　C. 雷洛昔芬

　　D. 炔雌醇　　　　　　　　　E. 氯米芬

23. 临床常用的紧急避孕药（事后避孕药）有 （　　）

　　A. 左炔诺孕酮片　　　　　　B. 他莫昔芬　　　　　　　C. 雷洛昔芬

　　D. 米非司酮片　　　　　　　E. 氯米芬

二、填空题

1. 催产素可用于＿＿＿＿＿、＿＿＿＿＿和＿＿＿＿＿。

2. 小剂量催产素使子宫产生＿＿＿＿，而大剂量则使子宫产生＿＿＿＿。

3. 妊娠高血压禁用＿＿＿＿催产，须用＿＿＿＿催产，偏头痛选用＿＿＿＿。

4. 平滑肌抑制药又称＿＿＿＿，主要用于＿＿＿＿。

5. 避孕药按其作用环节的不同可分为＿＿＿＿＿、＿＿＿＿＿、＿＿＿＿＿和

　　＿＿＿＿＿。

三、问答题

1. 麦角新碱和缩宫素对子宫的药理作用有何不同？

2. 简述治疗功能性子宫出血的激素和作用机理。

第三十六章　组胺和抗组胺药

【知识导图】

组胺和组胺受体激动药 ┤ 组胺
　　　　　　　　　　 └ 组胺受体激动药：倍他司汀

抗组胺药 ┤
　抗 H_1 受体阻断剂 ┤ 第一代：苯海拉明、氯苯那敏
　　　　　　　　　　 └ 第二代：氯雷他定、西替利嗪
　抗 H_2 受体阻断剂 ┤ 西咪替丁
　　　　　　　　　　 ├ 雷尼替丁
　　　　　　　　　　 └ 法莫替丁、尼扎替丁

【目标自测题】

一、选择题

A_1 型题

1. 下列不属于 H_1 受体阻断药的是　　　　　　　　　　　　　　　　　　　　（　　）

　　A. 异丙嗪　　　　　　　　　B. 氯苯那敏　　　　　　　C. 苯海拉明

　　D. 阿司咪唑　　　　　　　　E. 雷尼替丁

2. 下列 H_1 效应不包括　　　　　　　　　　　　　　　　　　　　　　　　　（　　）

　　A. 支气管平滑肌收缩　　　　　B. 胃肠道平滑肌收缩　　　C. 子宫平滑肌收缩

　　D. 胃酸分泌增加　　　　　　　E. 呼吸道腺体分泌增加

3. 苯海拉明最常见的不良反应是　　　　　　　　　　　　　　　　　　　　　　（　　）

　　A. 白细胞减少　　　　　　　　B. 嗜睡　　　　　　　　　C. 损害肝脏

　　D. 高铁血红蛋白症　　　　　　E. 窦性心动过速

4. H_1 受体阻碍断药对下列哪一疾病的疗效差　　　　　　　　　　　　　　　（　　）

　　A. 荨麻疹　　　　　　　　　　B. 血管神经性水肿　　　　C. 过敏性鼻炎

　　D. 支气管哮喘　　　　　　　　E. 输血输液反应

5. 几乎无中枢神经抑制作用的 H_1 受体阻断药物是　　　　　　　　　　　　　（　　）

　　A. 苯海拉明　　　　　　　　　B. 氯苯那敏　　　　　　　C. 西替利嗪

　　D. 异丙嗪　　　　　　　　　　E. 氯雷他定

6. 用于治疗梅尼埃病、梅尼埃综合征、眩晕症的药物是　　　　　　　　　　　　（　　）

　　A. 组胺　　　　　　　　　　　B. 倍他司汀　　　　　　　C. 苯海拉明

　　D. 美克洛嗪　　　　　　　　　E. 异丙嗪

7. 抗组胺药抗组胺的作用机制是　　　　　　　　　　　　　　　　　　　　　　（　　）

　　A. 加速组胺代谢　　　　　　　　B. 抑制组胺合成

　　C. 与组胺结合，使组胺失去活性　　D. 化学结构与组胺相似，竞争性阻滞组胺受体

E. 抑制组胺释放

8. 某驾驶员患有过敏性鼻炎,工作期间宜使用　　　　　　　　　　　　　　( )

 A. 苯海拉明   B. 异丙嗪   C. 氯苯那敏

 D. 氯雷他定   E. 美克洛嗪

A_2 题型

9. 患者,男,25 岁上班族,因服用青霉素类药物后出现荨麻疹,除停用青霉素类药物外,应选

 用药物是　　　　　　　　　　　　　　　　　　　　　　　　　　　　( )

 A. 苯海拉明   B. 氯苯那敏   C. 西替利嗪

 D. 异丙嗪   E. 氯雷他定

10. 患者,男,60 岁,确诊十二指肠溃疡,宜选用药物是　　　　　　　　　　( )

 A. 异丙嗪   B. 氯苯那敏   C. 氯雷他定

 D. 雷尼替丁   E. 阿司咪唑

A_3/A_4 题型

(11~12 共用题干)

 患者,男,50 岁,银行职员,患大叶肺炎,用青霉素 G 注射治疗,停药,4d 后再继续注射该药发生过敏性药疹,以红斑及小丘疹为主。

11. 该患者发生了哪种药物不良反应　　　　　　　　　　　　　　　　　　( )

 A. 副作用   B. 毒性反应   C. 变态反应

 D. 特异质反应   E. 继发反应

12. 患者出现的不良反应宜首选何药治疗　　　　　　　　　　　　　　　　( )

 A. 异丙嗪   B. 氯苯那敏   C. 氯雷他定

 D. 西咪替丁   E. 雷尼替丁

X 型题

13. 组胺的作用是　　　　　　　　　　　　　　　　　　　　　　　　　　( )

 A. 心脏兴奋   B. 使血管扩张,血管通透性增加

 C. 刺激感觉神经末梢,出现皮肤瘙痒 D. 使胃酸分泌增加

 E. 使支气管、胃肠平滑肌收缩

14. H_1 受体阻断药的临床应用有　　　　　　　　　　　　　　　　　　　　( )

 A. 变态反应性疾病   B. 晕动病   C. 失眠症

 D. 人工冬眠   E. 呕吐

二、填空题

1. _____和_____抗组胺药,可拮抗五肽胃泌素所引起的胃酸分泌,临床用于_____和_____。

2. H_1 受体阻断药有_____、_____、_____(列举 3 个药名)。

三、问答题

1. H_1 受体拮抗药的药理作用及临床应用是什么?

2. 第二代 H_1 受体阻断药有何特点?有哪些药物?

第七篇　内分泌系统药物

第三十七章　肾上腺皮质激素类药物

【知识导图】

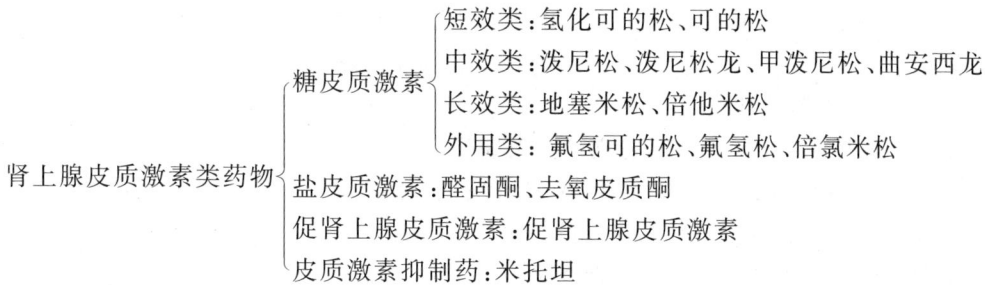

【目标自测题】

一、选择题

A₁ 型题

1. 水钠潴留作用最弱的糖皮质激素是　　　　　　　　　　　　　　　　　　　　　　（　　）
   A. 氢化可的松　　　　　　　　　　B. 地塞米松　　　　　　　　C. 泼尼松
   D. 甲泼尼松龙　　　　　　　　　　E. 泼尼松龙

2. 抗炎效能最大的糖皮质激素类药物是　　　　　　　　　　　　　　　　　　　　　　（　　）
   A. 可的松　　　　　　　　　　　　B. 氢化可的松　　　　　　　C. 泼尼松龙
   D. 曲安西龙　　　　　　　　　　　E. 地塞米松

3. 经肝脏转化后才有效的糖皮质激素是　　　　　　　　　　　　　　　　　　　　　　（　　）
   A. 泼尼松　　　　　　　　　　　　B. 氢化可的松　　　　　　　C. 地塞米松
   D. 甲泼尼松龙　　　　　　　　　　E. 曲安西龙

4. 糖皮质激素对血液成分的影响描述正确的是　　　　　　　　　　　　　　　　　　　（　　）
   A. 减少血中中性白细胞数　　　　　B. 减少红细胞数　　　　　　C. 减少血红蛋白量
   D. 减少血中淋巴细胞数　　　　　　E. 减少血小板数

5. 下列哪种情况禁用糖皮质激素　　　　　　　　　　　　　　　　　　　　　　　　　（　　）
   A. 视神经炎　　　　　　　　　　　B. 角膜炎　　　　　　　　　C. 视网膜炎
   D. 角膜溃疡　　　　　　　　　　　E. 虹膜炎

6. 糖皮质激素用于严重感染的目的是　　　　　　　　　　　　　　　　　　　　　　　（　　）
   A. 利用其强大的抗炎作用,缓解症状,使患者度过危险期
   B. 有抗菌和抗毒素作用
   C. 具有抗毒素作用,提高机体对外毒素的耐受力
   D. 由于加强心肌收缩力,帮助患者度过危险期
   E. 消除炎症和过敏反应

7. 糖皮质激素的适应证是　　　　　　　　　　　　　　　　　　　　　（　　）
　　A.肾病综合征　　　　　　　B.癫痫　　　　　　　C.角膜溃疡
　　D.骨折　　　　　　　　　　E.糖尿病

8. 糖皮质激素一般剂量长期疗法适用于　　　　　　　　　　　　　　　（　　）
　　A.感染中毒性休克　　　　　B.风湿性关节炎　　　C.败血症
　　D.结核性脑膜炎　　　　　　E.肾上腺皮质功能不全症

9. 下列哪种患者禁用糖皮质激素　　　　　　　　　　　　　　　　　　（　　）
　　A.严重哮喘兼有轻度高血压　　　B.过敏性皮炎兼有局部感染
　　C.水痘发高烧　　　　　　　　　D.糖尿病兼有眼部炎症
　　E.结核性胸膜炎兼有慢性支气管炎

10. 长期应用糖皮质激素的患者突然停药产生反跳现象,其原因为　　　　（　　）
　　A.糖皮质激素释放增加　　　B.ACTH 突然分泌增高　C.肾上腺皮质功能亢进
　　D.患者对激素产生依赖性或病情未充分控制　　　　　E.垂体功能亢进

11. 糖皮质激素诱发和加重感染的主要原因为　　　　　　　　　　　　　（　　）
　　A.抑制体内抗体的生成　　　B.激素用量不足
　　C.激素能直接促进病原微生物繁殖
　　D.抑制炎症反应和免疫反应,降低机体的防御能力
　　E.抑制促肾上腺皮质激素的释放

12. 长疗程应用糖皮质激素采用隔日清晨给药可避免　　　　　　　　　　（　　）
　　A.诱发溃疡　　　　　　　　B.肾上腺皮质功能亢进
　　C.反馈性抑制下丘脑垂体-肾上腺轴　　D.诱发感染　　E.诱发精神病

13. 不宜选用糖皮质激素治疗的疾病是　　　　　　　　　　　　　　　　（　　）
　　A.过敏性疾病　　　　　　　B.流行性脑膜炎　　　C.结缔组织病
　　D.病毒性感染　　　　　　　E.败血症

14. 长期应用糖皮质激素可引起　　　　　　　　　　　　　　　　　　　（　　）
　　A.高血钙　　　　　　　　　B.低血钾　　　　　　C.低血糖
　　D.磷的排泄减少　　　　　　E.高血钾

15. 治疗肾病综合征主要是根据糖皮质激素的　　　　　　　　　　　　　（　　）
　　A.抗炎作用　　　　　　　　B.抗毒作用　　　　　C.抗过敏作用
　　D.抗休克作用　　　　　　　E.免疫抑制作用

A₂ 型题

16. 患者,男,咽炎,注射青霉素后 1min,呼吸急促,面部发绀,心率 130 次/min,血压 8/5.33kPa
　　(60/40mmHg)。抢救药物是　　　　　　　　　　　　　　　　　　（　　）
　　A.地塞米松＋去甲肾上腺素　　　B.地塞米松＋多巴胺
　　C.曲安西龙＋异丙肾上腺素　　　D.地塞米松＋肾上腺素
　　E.地塞米松＋山莨菪碱

17. 患者,女,45 岁,有轻度甲状腺功能亢进病史 2 年,并患有支气管哮喘,合用下列药物半
　　年,出现皮肤变薄、多毛、糖尿。应为哪一种药物的不良反应　　　　（　　）
　　A.卡比马唑　　　　　　　　B.曲安西龙

C. 沙丁胺醇(哮喘严重时使用)　　D. 甲硫氧嘧啶(与卡比马唑交替使用)

E. 氨茶碱

18. 患者,女,12岁,患有肾病综合征,长期应用泼尼松治疗,采用何种给药方式最好　(　　)

A. 地塞米松,0.75mg,t. i. d.　　B. 泼尼松 15mg,q. d.

C. 地塞米松,0.75mg,q. d.　　　D. 地塞米松,0.75mg,q. o. d.

E. 氢化可的松 15mg,q. d.

19. 患者,男,41岁,3d 前左眼发红,视力下降。查体:左眼结膜充血,角膜下方有羊脂样沉积物。诊断:左眼虹膜炎。采用抗生素和糖皮质激素治疗,患者应给予什么饮食　(　　)

A. 低盐、高糖、高蛋白饮食并补钾、补钙　　B. 高钠、低糖、高蛋白饮食并补钾、补钙

C. 低盐、低糖、高蛋白饮食并补钾、补钙　　D. 低盐、低糖、低蛋白饮食并补钾、补钙

E. 低盐、高糖、低蛋白饮食并补钾、补钙

A_3/A_4 型题

(20～22 题共用题干)

患者发热、咳嗽、咳痰,血压 80/50mmHg,临床诊断为中毒性肺炎。

20. 首选进行以下处理　　　　　　　　　　　　　　　　　　　　(　　)

A. 大量输液　　　　　　　B. 冬眠疗法　　　　　C. 肾上腺素

D. 足量有效抗感染药物　　E. 肾上腺皮质激素

21. 症状未见好转,应及早使用　　　　　　　　　　　　　　　　(　　)

A. 氢化可的松　　　　　　B. 输血　　　　　　　C. 补充维生素

D. 脂肪乳剂　　　　　　　E. 抗病毒药物

22. 病情缓解后应立即　　　　　　　　　　　　　　　　　　　　(　　)

A. 停用抗生素　　　　　　B. 停用肾上腺皮质激素　C. 加用镇咳药物

D. 使用阿司匹林类药物　　E. 以上都行

X 型题

23. 糖皮质激素休克作用及机制有　　　　　　　　　　　　　　　(　　)

A. 扩张痉挛收缩的血管,加强心脏收缩　　B. 糖皮质激素可用于各种严重休克的治疗

C. 稳定溶酶体膜,减少心肌抑制因子形成　D. 提高机体对细菌内毒素耐受力

E. 降低血管对缩血管物质敏感性

24. 糖皮质激素类药物临床应用有　　　　　　　　　　　　　　　(　　)

A. 肾上腺皮质功能减退症　　B. 暴发性流行性脑膜炎

C. 风湿性关节炎　　　　　　D. 肾病综合征　　　　E. 血管神经性水肿

25. 糖皮质激素禁用于　　　　　　　　　　　　　　　　　　　　(　　)

A. 严重精神病　　　　　　B. 新近胃肠吻合术　　C. 角膜溃疡

D. 糖尿病　　　　　　　　E. 抗菌药物不能控制的感染

26. 长期应用糖皮质激素常见的不良反应是　　　　　　　　　　　(　　)

A. 高血压　　　　　　　　B. 心律失常　　　　　C. 胃、十二指肠溃疡

D. 骨质疏松　　　　　　　E. 低血钾

27. 为了维持疗效和避免不良反应,糖皮质激素应在　　　　　　　(　　)

A. 控制症状后,尽量采用最小有效剂量

B. 停药过程中,要逐步减量停药

C. 维持疗效期间,可采用隔日疗法

D. 停药数月内,如遇应激情况,应及时给予足量

E. 停药过程中采用小剂量替代疗法

28. 长期使用糖皮质激素类药物可引起哪些代谢紊乱　　　　　　　　（　　）

　　A. 负氮平衡　　　　　　B. 血钾升高　　　　　　C. 血糖升高

　　D. 向心性肥胖　　　　　E. 水钠潴留

29. 一般感染性疾病不用糖皮质激素是因为　　　　　　　　　　　　（　　）

　　A. 作用广泛,不良反应较多　　B. 停药后易复发　　　C. 本身无抗菌作用

　　D. 可增加后遗症的发生率　　　E. 降低机体的防御功能而加重感染

二、填空题

1. 为防止医源性肾上腺皮质机能亢进应采取饮食措施有＿＿＿＿＿、＿＿＿＿＿＿、＿＿＿＿＿＿和＿＿＿＿＿＿。

2. 可的松和泼尼松在＿＿＿＿＿分别转化为＿＿＿＿＿和＿＿＿＿＿而生效,故＿＿＿＿＿患者不宜直接应用前二药。

3. 糖皮质激素治疗感染性休克的使用原则是＿＿＿＿＿＿＿＿与＿＿＿＿＿＿＿＿。

4. 糖皮质激素的用法和疗程有＿＿＿＿＿＿＿、＿＿＿＿＿、＿＿＿＿＿和＿＿＿＿＿＿。

5. 长期使用糖皮质激素突然停药可引起＿＿＿＿＿＿＿＿和＿＿＿＿＿。

6. 糖皮质激素短效制剂有＿＿＿＿＿,中效制剂有＿＿＿＿＿,长效制剂有＿＿＿＿＿,外用制剂有＿＿＿＿＿。

三、问答题

1. 糖皮质激素的作用和用途有哪些?

2. 长期大量应用糖皮质激素的不良反应有哪些?

第三十八章　甲状腺激素及抗甲状腺药

【知识导图】

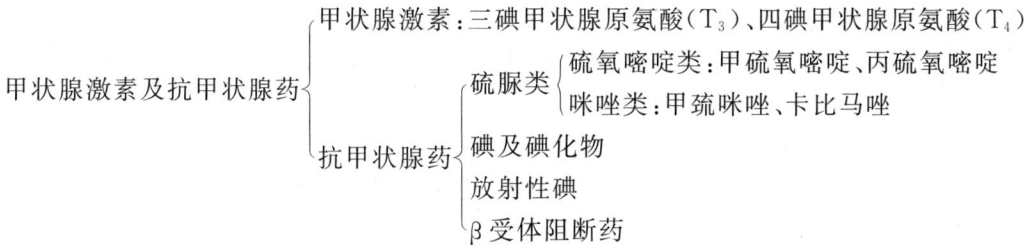

【目标自测题】

1. 治疗黏液性水肿的主要药物为　　　　　　　　　　　　　　　　　　　　（　　）
   A. 大剂量碘剂　　　　　　　　B. 甲硫氧嘧啶　　　　　C. 甲状腺素
   D. 小剂量碘剂　　　　　　　　E. 卡比马唑
2. 丙硫氧嘧啶的作用机制是　　　　　　　　　　　　　　　　　　　　　　（　　）
   A. 抑制甲状腺的分泌　　　　　　　　B. 抑制甲状腺摄碘
   C. 抑制过氧化物酶，使 T_3、T_4 合成受抑　D. 抑制甲状腺球蛋白水解酶
   E. 抑制甲状腺激素的释放
3. 硫脲类的严重不良反应是　　　　　　　　　　　　　　　　　　　　　　（　　）
   A. 粒细胞缺乏　　　　　　　　B. 药疹　　　　　　　　C. 甲状腺肿大
   D. 恶心、呕吐　　　　　　　　E. 甲状腺素缺乏
4. 能抑制外周组织的 T_4 转化为 T_3 者　　　　　　　　　　　　　　　　（　　）
   A. 碘制剂　　　　　　　　　　B. 甲硫咪唑　　　　　　C. 甲硫氧嘧啶
   D. 卡比马唑　　　　　　　　　E. 丙硫氧嘧啶
5. 甲状腺功能亢进的内科治疗宜选用　　　　　　　　　　　　　　　　　　（　　）
   A. 甲状腺素　　　　　　　　　B. 小剂量碘剂　　　　　C. 大剂量碘剂
   D. 丙硫氧嘧啶　　　　　　　　E. 普萘洛尔
6. 大剂量碘产生抗甲状腺作用的主要原因是　　　　　　　　　　　　　　　（　　）
   A. 抑制免疫球蛋白的生成　　　B. 抑制碘泵　　　　　　C. 抑制甲状腺激素的合成
   D. 抑制甲状腺素的释放　　　　E. 使腺泡上皮破坏、萎缩
7. 甲状腺危象的治疗主要采用　　　　　　　　　　　　　　　　　　　　　（　　）
   A. 大剂量碘剂　　　　　　　　B. 小剂量碘剂
   C. 大剂量碘剂加硫脲类药物　　D. 普萘洛尔
   E. 甲状腺素
8. 下面哪项不符合大剂量碘制剂的作用及特点　　　　　　　　　　　　　　（　　）

　　A. 使 T_4 转化为 T_3 加重甲亢　　　　B. 抑制甲状腺激素的合成

　　C. 阻滞甲状腺激素的释放　　　　D. 使腺体缩小变韧、组织退化,血管减少

　　E. 大剂量碘的抗甲状腺作用快而强

9. 甲亢术前使用硫脲类药物后手术前两周再加服大剂量碘剂,原因是　　　（　　）

　　A. 大剂量碘剂可使代偿性增生的甲状腺腺体增大变韧

　　B. 大剂量碘剂可降低基础代谢率,便于手术

　　C. 大剂量碘剂可使代偿性增生的甲状腺腺体缩小变韧

　　D. 大剂量碘剂可防止术后发生甲状腺肿大

　　E. 硫脲类作用不强,合用后者可增加其抗甲状腺作用

A_2 题型

10. 女,47 岁,患有 Graves 病行放射治疗半年,出现乏力、怕冷、记忆力减退;呈特殊面容,眼睑浮肿,毛发稀疏而干脆、声音嘶哑,食欲不振,T_3 水平明显下降。应选用的药物是

　　　　　　　　　　　　　　　　　　　　　　　　　　　　　　　　　（　　）

　　A. 卡比马唑　　　　　　B. 泼尼松龙　　　　　　C. 胰岛素

　　D. 甲状腺素　　　　　　E. 地塞米松

X 型题

11. 甲状腺激素的药理作用包括　　　　　　　　　　　　　　　　　　（　　）

　　A. 维持生长发育　　　　B. 提高基础代谢率　　　　C. 促进代谢

　　D. 缓解心绞痛　　　　　E. 兴奋中枢

12. 甲状腺术前可选用　　　　　　　　　　　　　　　　　　　　　　（　　）

　　A. 丙硫氧嘧啶　　　　　B. 甲状腺激素　　　　　　C. 小剂量碘

　　D. 大剂量碘　　　　　　E. 普萘洛尔

13. 普萘洛尔治疗甲亢的药理学基础是　　　　　　　　　　　　　　　（　　）

　　A. 阻断 β 受体缓解患者症状　　　　B. 抑制甲状腺激素的合成

　　C. 与丙硫氧嘧啶合用则疗效迅速而显著　　E. 抑制甲状腺激素的释放

　　E. 抑制外周 T_4 转化为 T_3

二、填空题

1. 硫氧嘧啶类可抑制_____酶,抑制甲状腺素的_____,碘化物抑制_____酶,抑制甲状腺素的_____。

2. 小剂量碘可用于_____的治疗;而大剂量碘则用于_____的治疗。

3. 治疗甲状腺功能亢进的药物有_____、_____、_____和_____。

三、问答题

1. 常用硫脲类药物有哪些?其作用机制和用途如何?

2. 甲状腺功能亢进症手术前准备可用哪些药物?为什么?

第三十九章 降血糖药

【知识导图】

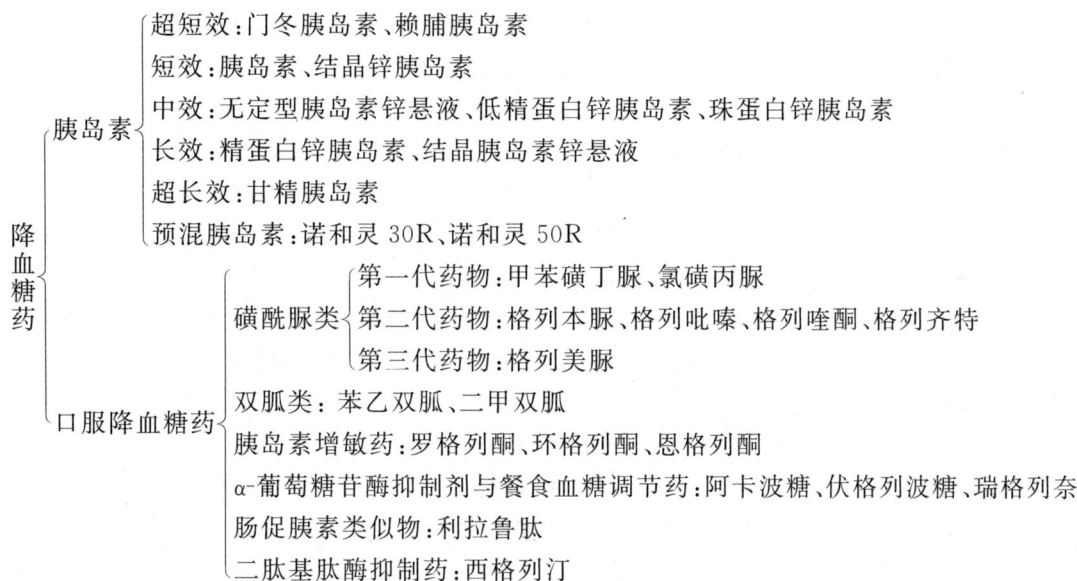

降血糖药
- 胰岛素
  - 超短效：门冬胰岛素、赖脯胰岛素
  - 短效：胰岛素、结晶锌胰岛素
  - 中效：无定型胰岛素锌悬液、低精蛋白锌胰岛素、珠蛋白锌胰岛素
  - 长效：精蛋白锌胰岛素、结晶胰岛素锌悬液
  - 超长效：甘精胰岛素
  - 预混胰岛素：诺和灵 30R、诺和灵 50R
- 口服降血糖药
  - 磺酰脲类
    - 第一代药物：甲苯磺丁脲、氯磺丙脲
    - 第二代药物：格列本脲、格列吡嗪、格列喹酮、格列齐特
    - 第三代药物：格列美脲
  - 双胍类：苯乙双胍、二甲双胍
  - 胰岛素增敏药：罗格列酮、环格列酮、恩格列酮
  - α-葡萄糖苷酶抑制剂与餐食血糖调节药：阿卡波糖、伏格列波糖、瑞格列奈
  - 肠促胰素类似物：利拉鲁肽
  - 二肽基肽酶抑制药：西格列汀

【目标自测题】

一、选择题

A_1 型题

1. 下列关于胰岛素叙述不正确的是 （   ）
   A. 口服有效　　　　　　　　B. 酸性蛋白质　　　　　C. 主要在肝脏、肾脏灭活
   D. 普通胰岛素为短效的制剂　　E. 胰岛素皮下注射吸收快

2. 胰岛素的药理作用不包括 （   ）
   A. 降低血糖　　　　　　　　B. 促进蛋白质合成　　　C. 抑制脂肪分解
   D. 促进糖原异生　　　　　　E. 促进 K^+ 进入细胞

3. 可造成乳酸血症的降血糖药是 （   ）
   A. 胰岛素　　　　　　　　　B. 氯磺丙脲　　　　　　C. 罗格列酮
   D. 格列本脲　　　　　　　　E. 苯乙双胍

4. 糖尿病酮症酸中毒患者宜选用 （   ）
   A. 胰岛素　　　　　　　　　B. 氯磺丙脲　　　　　　C. 二甲双胍
   D. 格列本脲　　　　　　　　E. 苯乙双胍

5. 下述哪一种糖尿病一般不需首选胰岛素治疗 （   ）
   A. 合并严重感染的中度糖尿病　　B. 酮症酸中毒　　　　C. 轻度糖尿病

　　　D.妊娠期糖尿病　　　　　　　　　　E.胰岛素依赖型糖尿病

6. 接受治疗的Ⅰ型糖尿病患者突然出汗、心跳加快、焦虑等可能是由于　　　　　　（　　）

　　　A.血压升高　　　　　　　　　　B.低血糖反应　　　　　　C.胰岛素急性耐受

　　　D.胰岛素慢性耐受　　　　　　　E.过敏反应

7. 磺酰脲类降血糖药物的主要作用机制是　　　　　　　　　　　　　　　　　　（　　）

　　　A.促进葡萄糖降解　　　　　　　B.促进糖原异生　　　　　C.妨碍葡萄糖的肠道吸收

　　　D.刺激胰岛 β 细胞释放胰岛素　　E.拮抗胰高血糖素的作用

8. 磺酰脲类药物引起较严重的不良反应是　　　　　　　　　　　　　　　　　　（　　）

　　　A.胃肠道反应　　　　　　　　　B.过敏反应　　　　　　　C.肝损害

　　　D.持久性的低血糖反应　　　　　E.粒细胞缺乏

9. 有降血糖及抗利尿作用的药物是　　　　　　　　　　　　　　　　　　　　　（　　）

　　　A.苯乙双胍　　　　　　　　　　B.格列齐特　　　　　　　C.格列本脲

　　　D.胰岛素　　　　　　　　　　　E.甲苯磺丁脲

10. 双胍类药物治疗糖尿病的主要机制是　　　　　　　　　　　　　　　　　　（　　）

　　　A.增强胰岛素的作用　　　　　　　　　B.促进糖酵解并抑制糖原异生

　　　C.增加靶细胞膜上胰岛素受体的数目　　D.阻滞 ATP 敏感的钾通道

　　　E.刺激内源性胰岛素的分泌

11. 单用饮食无法控制的肥胖糖尿病患者,可选用　　　　　　　　　　　　　　　（　　）

　　　A.胰岛素　　　　　　　　　　　B.二甲双胍　　　　　　　C.格列喹酮

　　　D.格列齐特　　　　　　　　　　E.氯磺丙脲

A₂ 型题

12. 患者,男,50 岁。有糖尿病史 10 年,近日并发肺炎。查:呼吸 35 次/min,心率 105 次/
　　　min,血压 12/8kPa(90/60mmHg)。呼出气体有丙酮味,意识模糊。尿酮呈强阳性。血
　　　糖 500mg/dl,处置药物应选　　　　　　　　　　　　　　　　　　　　　　（　　）

　　　A.甲状腺素　　　　　　　　　　B.珠蛋白锌胰岛素　　　　C.格列齐特

　　　D.胰岛素　　　　　　　　　　　E.低精蛋白锌胰岛素

13. 患者,女,45 岁,有糖尿病史 10 年,长期使用降血糖药。1 个月前合并肺结核,又合用抗
　　　结核药及退热药,血象检查粒细胞减少,是哪一种药的不良反应　　　　　　（　　）

　　　A.阿司匹林　　　　　　　　　　B.链霉素　　　　　　　　C.珠蛋白锌胰岛素

　　　D.异烟肼　　　　　　　　　　　E.氯磺丙脲

A₃/A₄ 题

(14～15 题共用题干)

　　　患者,男,30 岁,肥胖。近来出现多饮多食、多尿、消瘦、尿糖阳性、血糖升高,诊断为非
胰岛素依赖型糖尿病。

14. 首选下列何种治疗方法　　　　　　　　　　　　　　　　　　　　　　　　　（　　）

　　　A.单纯饮食控制　　　　　　　　B.服用二甲双胍　　　　　C.普通胰岛素皮下注射

　　　D.格列本脲口服　　　　　　　　E.甲苯磺丁脲口服

15. 经上述治疗,尿糖仍持续阳性,血糖仍高考虑改用　　　　　　　　　　　　　（　　）

　　　A.长效胰岛素　　　　　　　　　B.苯乙双胍　　　　　　　C.氯磺丙脲

　　　D. 格列本脲　　　　　　　　E. 甲苯磺丁脲

X 型题

16. 胰岛素常见不良反应有　　　　　　　　　　　　　　　　　　　　　（　　）

　　　A. 低血糖　　　　　　　B. 粒细胞减少　　　　C. 注射部位脂肪萎缩

　　　D. 胰岛耐受性　　　　　E. 过敏反应

17. 胰岛素主要用于下列哪些情况　　　　　　　　　　　　　　　　　　（　　）

　　　A. 重症糖尿病　　　　　B. 轻度 2 型糖尿病　　C. 糖尿病合并感染

　　　D. 糖尿病酮症酸中毒　　E. 糖尿病患者合并手术

二、填空题

1. 短效胰岛制剂有_____；中效制剂有_____
_____，_____；长效制剂有_____。其中短效
胰岛制剂主要适用于_____和_____
等患者。

2. 胰岛素主要不良反应是_____、_____、_____和_____。

3. 口服降糖药可以分为_____、_____、_____、_____等类别。

4. 磺酰脲类的作用是刺激_____并抑制_____
_____而降血糖。

三、问答题

　　试述胰岛素治疗糖尿病的适应证及不良反应。

四、案例分析题

　　患者，男，21 岁，近 2 周来多饮、多尿，食欲减退，精神差，软弱无力。今晨被发现神志不
清而就诊。体格检查：血压 80/60mmHg，血糖 38.1mmol/L，尿酮±。问此患者应选择何药
抢救？说明用药的理论依据、给药途径及用药护理。

第八篇
电解质及营养类药

第四十章　电解质与酸碱平衡调节药

【知识导图】

电解质与酸碱平衡调节药 {
电解质平衡调节药:氯化钠、氯化钾、氯化钙
酸碱平衡调节药:碳酸氢钠、乳酸钠、氯化铵、氨丁三醇
}

【目标自测题】

一、选择题

A_1 型题

1. 除哪种药物外,碳酸氢钠与之合用会相互减弱药物作用 （　　）

    A. 胃白酶合剂　　　　　　　　B. 红霉素　　　　　　　　C. 维生素 C 等酸性药物

    D. 青霉素钾盐　　　　　　　　E. 氧氟沙星

2. 呼吸性酸中毒,二氧化碳潴留及呼吸功能不良者禁用下列哪种药物 （　　）

    A. 氯化钠　　　　　　　　　　B. 氯化钾　　　　　　　　C. 氯化钙

    D. 碳酸氢钠　　　　　　　　　E. 肾上腺皮质激素

3. 哪些患者补充生理盐水可增加血容量而加重发病,应慎用 （　　）

    A. 心力衰竭者　　　　　　　　B. 肾功能不全者　　　　　C. 肝硬化腹水者

    D. 颅内压升高者　　　　　　　E. 以上都是

4. 氯化钾静滴应缓慢,浓度和滴速不应超过 （　　）

    A. 浓度不超过 0.5%,滴速每小时不超过 0.5g

    B. 浓度不超过 0.3%,滴速每小时不超过 0.5g

    C. 浓度不超过 0.5%,滴速每小时不超过 1g

    E. 浓度不超过 0.3%,滴速每小时不超过 1g

    E. 浓度不超过 1%,滴速每小时不超过 1g

5. 氯化钾与哪一组药物合用可致高血钾 （　　）

    A. 与布美他尼、螺内酯、青霉素钾合用　　B. 与氨苯蝶啶、依他尼酸、青霉素钾合用

    C. 与氨苯蝶啶、螺内酯、青霉素钾合用　　E. 与氢氯噻嗪、螺内酯、青霉素钾合用

    E. 与呋塞米、螺内酯、青霉素钾合用

6. 患者出现钾中毒,需实施的抢救措施是 （　　）

    A. 立即停用一切含钾的药物或食物

    B. 输注碳酸氢钠、葡萄糖加胰岛素

    C. 注射钙剂以解救心肌中毒

    D. 采用阳离子交换树脂以加速钾排泄或做腹膜或血液透析

    E. 以上都是

7. 氯化钙不宜与哪个抗生素合用 （　　）

　　A. 四环素类　　　　　　　　B. 大环内酯类　　　　　　C. 林可霉素
　　D. 氟喹诺酮类　　　　　　　E. 磺胺药

A_2 型题

8. 患儿,男,2岁,因饮食不佳伴有夜惊,且发育不良入院,医生诊断为佝偻病,应选用下列何
　　药治疗　　　　　　　　　　　　　　　　　　　　　　　　　　　　（　　）
　　A. 氯化钾　　　　　　　　　　B. 氯化铵　　　　　　　　　C. 葡萄糖酸钙
　　D. 氨丁三醇　　　　　　　　　E. 氯化钠

X 型题

9. 葡萄糖酸钙可用于　　　　　　　　　　　　　　　　　　　　　　　　（　　）
　　A. 荨麻疹　　　　　　　　　　B. 佝偻病　　　　　　　　　C. 手足抽搐症
　　D. 链霉素引起的呼吸麻痹　　　E. 软骨病

10. 静滴碳酸氢钠可用于　　　　　　　　　　　　　　　　　　　　　　（　　）
　　A. 代谢性酸中毒　　　　　　　B. 防止磺胺药的肾损害　　　C. 代谢性碱中毒
　　D. 氨茶碱中毒　　　　　　　　E. 氨基苷类抗生素中毒

二、填空题

1. 氯化钾口服有强刺激性,其＿＿＿＿＿＿＿或＿＿＿＿＿＿可有效减轻上述不良反应。
2. 对抗氨基苷类抗生素引起的呼吸肌麻痹可单用＿＿＿＿＿或与＿＿＿＿＿＿＿合用。
3. 碳酸氢钠在临床上可用于＿＿＿＿＿＿＿＿＿＿、＿＿＿＿＿＿＿＿＿＿、＿＿＿
　　＿＿＿＿＿＿＿＿、＿＿＿＿＿＿＿＿＿＿。
4. 乳酸钠禁用于＿＿＿＿＿＿＿＿＿、＿＿＿＿＿＿＿＿、＿＿＿＿＿＿＿＿＿。
5. 护理评估需掌握基本资料是＿＿＿＿＿＿＿＿＿、＿＿＿＿＿、＿＿＿＿、
　　＿＿＿＿＿＿＿＿＿＿＿＿。
6. 20%氯化钠注射液做羊膜内注射是＿＿＿＿＿＿用药,而不是做＿＿＿＿＿＿＿用药。

三、问答题

1. 氯化钾的作用、用途及不良反应有哪些?
2. 常用电解质与酸碱平衡药的用药监护内容有哪些?

第四十一章 营养药及全胃肠外营养液的合理配置

【知识导图】

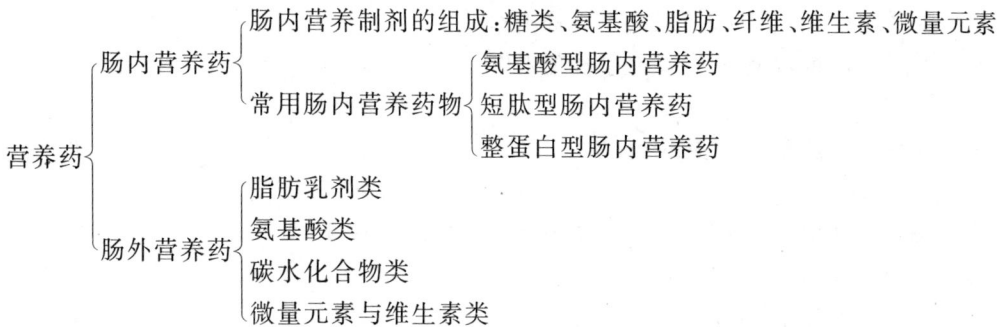

【目标自测题】

一、选择题

A_1 型题

1. 营养支持要供给的营养物中,以下哪项除外 （ ）
   A. 糖和脂肪　　　　　　　B. 糖皮质激素　　　　C. 液体、电解质
   D. 维生素　　　　　　　　E. 蛋白质和氨基酸

2. 机体主要供能物质是 （ ）
   A. 氨基酸　　　　　　　　B. 纤维　　　　　　　C. 维生素
   D. 脂肪　　　　　　　　　E. 微量元素

3. 具有调节物质代谢、促进生长发育和维持生理功能等方面的重要作用的物质是 （ ）
   A. 糖类　　　　　　　　　B. 氨基酸　　　　　　C. 微量元素
   D. 脂肪　　　　　　　　　E. 维生素

4. 氨基酸型肠内营养药一般不用于以下哪种疾患的补充 （ ）
   A. 胰腺炎的恢复期　　　　B. 克罗恩病　　　　　C. 肠梗阻及肠功能的紊乱
   D. 溃疡性结肠炎　　　　　E. 短肠综合征

5. 疾病适用型整蛋白肠内营养药中,以下哪项除外 （ ）
   A. 免疫抑制型肠内营养剂　　B. 糖尿病型肠内营养剂　C. 肿瘤型肠内营养剂
   D. 肺病型肠内营养混悬液　　E. 免疫增强型肠内营养剂

6. 全胃肠外营养使不能正常进食或超高代谢及危重患者仍能维持一般营养状态,以下哪项除外 （ ）
   A. 帮助度过危重病程　　　　B. 维持比较长时期内的营养状态
   C. 纠正负氮平衡　　　　　　D. 促进伤口愈合

E. 提高抵抗力和存活率

7. TPN 热能的主要来源为　　　　　　　　　　　　　　　　　　（　　）

    A. 氨基酸　　　　　　　　B. 维生素　　　　　　　　C. 葡萄糖

    D. 电解质　　　　　　　　E. 微量元素

8. 全胃肠外营养（TPN）的优点，除什么外　　　　　　　　　　　（　　）

    A. 各种营养成分同时均匀输入

    B. 一次性使用静脉营养输液袋，减少营养液的污染

    C. 溶液稳定性好，便于配置规范化

    D."一日一袋式"的输液方法，减轻了护理工作

    E."三日一袋式"的输液方法，减轻了护理工作

X 型题

9. 目前临床常用的复方氨基酸制剂有　　　　　　　　　　　　　（　　）

    A. 复方氨基酸注射液（9AA）　　　B. 复方氨基酸注射液（7AA）

    C. 复方氨基酸注射液（3AA）　　　D. 复方氨基酸注射液（18AA-Ⅰ）

    E. 复方氨基酸注射液（18AA-Ⅱ）

10. TPN 液配置训练内容包括　　　　　　　　　　　　　　　　（　　）

    A. 配置前的物品准备与要求

    B. 配置方法，配置中的无菌技术操作、配伍禁忌及注意事项

    C. 营养液的保存与质量检查

    E. 保持层流室的洁净度的管理方法与要求

    E. 各种细菌检测方法

二、填空题

1. 营养支持的途径有＿＿＿＿或＿＿＿＿两种。消化道功能正常者，主要采用＿＿＿＿；昏迷或其他不能进食患者，可采用＿＿＿＿；口服或管饲都有困难或不能满足营养要求时，采用＿＿＿＿＿＿＿＿。

2. 整蛋白型肠内营养剂可分为＿＿＿＿＿＿和＿＿＿＿＿＿两种。

3. 全胃肠外营养（TPN）是用完全的营养要素由＿＿＿＿＿＿途径输入到＿＿＿＿＿＿为患者提供营养成分，其中包括＿＿＿＿、＿＿＿＿、＿＿＿＿、＿＿＿＿和＿＿＿＿＿＿＿＿等。

4. 在实施肠外营养支持时，为使输入的营养物质在体内获得更好的代谢、利用，宜将＿＿＿＿＿＿混合后输注，尤其是＿＿＿＿应和＿＿＿＿同时输入体内，以利于前者合成蛋白质以作为供能物质。

三、名词解释

1. 营养支持疗法　　2. TPN

四、问答题

试述全胃肠外营养液配置原则及配置顺序。

第四十二章　维生素类

【知识导图】

维生素类 $\begin{cases} \text{水溶性维生素:维生素 }B_1\text{、维生素 }B_2\text{、维生素 }B_6\text{、维生素 }C \\ \text{脂溶性维生素:维生素 }A\text{、维生素 }D\text{、维生素 }E \end{cases}$

【目标自测题】

一、选择题

A_1 型题

1. 维生素 D 在下列哪一项上与维生素的概念不符　　　　　　　　　　　　（　　）

    A. 是维持人体正常代谢机能所必需的微量物质

    B. 只能从食物中摄取,不能在体内合成

    C. 不是细胞的一个组成部分　　　　D. 不能供给体内能量

    E. 体内需保持一定水平

2. 可治疗先兆流产、习惯性流产、不育症等的药物是　　　　　　　　　　（　　）

    A. 维生素 B_1　　　　　　　　　　　B. 维生素 B_6　　　　　　C. 维生素 C

    D. 维生素 A　　　　　　　　　　　　E. 维生素 E

3. 为防止异烟肼引起的周围神经炎、失眠、不安等,常与异烟肼同用的药物是　（　　）

    A. 维生素 A　　　　　　　　　　　　B. 维生素 E　　　　　　　C. 维生素 B_6

    D. 烟酸　　　　　　　　　　　　　　E. 维生素 C

4. 维生素 D_3 的活性代谢物为　　　　　　　　　　　　　　　　　　　　（　　）

    A. 维生素 D_2　　　　　　　　　　　B. 1,25-二羟基 D_2

    C. 25-羟基 D_3　　　　　　　　　　　D. 1,25-二羟基 D_3

    E. 24,25-二羟基 D_3

5. 大剂量治疗克山病所致的心源性休克的药物是　　　　　　　　　　　　（　　）

    A. 维生素 C　　　　　　　　　　　　B. 烟酸　　　　　　　　　C. 维生素 B_6

    D. 维生素 E　　　　　　　　　　　　E. 维生素 A

6. 缺乏时可出现口角炎、唇炎和舌炎等的药物是　　　　　　　　　　　　（　　）

    A. 维生素 E　　　　　　　　　　　　B. 维生素 B_2　　　　　　C. 维生素 A

    D. 烟酰胺　　　　　　　　　　　　　E. 维生素 B_6

A_2 型题

7. 患儿,男,5岁,厌食蔬菜、水果,近日出现牙龈出血等表现,应补充以下何药　（　　）

    A. 维生素 E　　　　　　　　　　　　B. 维生素 B_2　　　　　　C. 维生素 C

    D. 维生素 A　　　　　　　　　　　　E. 烟酸

8. 患儿,女,2岁,食欲不振、恶心呕吐、血钙过高、肾功能减退等表现。5个月大时妈妈给她

补充鱼肝油,刚开始时每次服用3~4滴,到后来擅自加到每次5~6滴。该患者为何种维生素中毒 （ ）

A. 维生素 A   B. 维生素 B_2 C. 维生素 D

D. 维生素 E   E. 烟酸

X 型题

9. 维生素 B_1 可用于以下疾病的辅助治疗 （ ）

   A. 神经炎   B. 高热   C. 消化不良

   D. 失眠   E. 坏血病

10. 维生素 B_6 作为多种酶的辅酶,可用于防治以下哪些疾病 （ ）

   A. 妊娠呕吐   B. 婴儿惊厥   C. 夜盲症

   D. 佝偻病   E. 动脉粥样硬化

11. 下列哪些不是维生素 C 的适应证 （ ）

   A. 急、慢性传染病辅助治疗   B. 夜盲症   C. 骨软化症

   D. 男性睾丸萎缩   E. 坏血病

二、填空题

1. 维生素 B_1 的主要作用有参与糖代谢和_____,缺乏时则患_____。

2. 维生素 B_2 的两种活性形式为_____和_____,是氧化还原反应中黄素酶类的辅酶。

3. 维生素 A 参与感光物质_____的合成,维持暗视觉。

4. 维生素 E 又称为_____,可用于习惯性流产、先兆流产、月经失调等。

三、简答题

1. 维生素 A 缺乏时为什么会出现眼干燥症?

2. 维生素是营养药吗?

附录 课程测试

课程试卷 A 卷

考查时间:20   年   月   日   时   所需时间：   分钟   考查形式:闭卷

班级_____   学号_____   姓名_____

考试誓言：

在此,我以诚实/名誉和人格保证,严格遵守考场纪律,决不违纪。

签名：

一、单项选择题(每题 1 分,共 30 题,30%)

1. 抗铜绿假单孢菌感染的广谱青霉素类药物是   （   ）

    A. 头孢氨苄   B. 青霉素 G   C. 氨苄西林

    D. 羧苄西林   E. 双氯西林

2. 头孢菌素类药用于铜绿假单孢菌感染的药物是   （   ）

    A. 头孢氨苄   B. 头孢唑啉   C. 头孢呋辛

    D. 头孢哌酮   E. 头孢孟多

3. 治疗军团病应首选   （   ）

    A. 青霉素 G   B. 氯霉素   C. 四环素

    D. 庆大霉素   E. 红霉素

4. 治疗鼠疫首选药物是   （   ）

    A. 链霉素   B. 林可霉素   C. 红霉素

    D. 庆大霉素   E. 小诺米星

5. 下列四环素类药物中抗菌作用最强的是   （   ）

    A. 米诺环素   B. 多西环素   C. 四环素

    D. 土霉素   E. 金霉素

6. 下列药物中,体外抗菌活性最强的是   （   ）

    A. 氧氟沙星   B. 诺氟沙星   C. 洛美沙星

    D. 环丙沙星   E. 氟罗沙星

7. 异烟肼抗结核的作用特点   （   ）

    A. 只对细胞内结核杆菌有效   B. 只对细胞外结核杆菌有效

    C. 单用时结核杆菌不易产生耐药性 D. 对大多数革兰阳性菌有效

    E. 是治疗各型结核病的首选药

8. 治疗急性阿米巴痢疾和阿米巴肝脓肿的首选药是   （   ）

A. 二氯尼特　　　　　　　　B. 巴龙霉素　　　　　　C. 甲硝唑

D. 二氢依米丁　　　　　　　E. 伯氨喹

9. 治疗重症肌无力,应首选　　　　　　　　　　　　　　　　（　　）

A. 毛果芸香碱　　　　　　　B. 阿托品　　　　　　　C. 琥珀胆碱

D. 毒扁豆碱　　　　　　　　E. 新斯的明

10. 阿托品显著解除平滑肌痉挛是　　　　　　　　　　　　　（　　）

A. 支气管平滑肌　　　　　　B. 胆管平滑肌　　　　　C. 胃肠平滑肌

D. 子宫平滑肌　　　　　　　E. 膀胱平滑肌

11. 禁止用于皮下和肌内注射的拟肾上腺素药物是　　　　　　（　　）

A. 肾上腺素　　　　　　　　B. 间羟胺　　　　　　　C. 去甲肾上腺素

D. 麻黄素　　　　　　　　　E. 去氧肾上腺素

12. 巴比妥类急性中毒昏迷患者,抢救时不宜　　　　　　　　（　　）

A. 洗胃　　　　　　　　　　B. 给予催吐剂　　　　　C. 碱化尿液

D. 吸氧　　　　　　　　　　E. 人工呼吸

13. 治疗三叉神经痛和舌咽神经痛的首选药物是　　　　　　　（　　）

A. 卡马西平　　　　　　　　B. 阿司匹林　　　　　　C. 苯巴比妥

D. 丙戊酸钠　　　　　　　　E. 乙琥胺

14. 可防止脑血栓形成的药物是　　　　　　　　　　　　　　（　　）

A. 水杨酸钠　　　　　　　　B. 阿司匹林　　　　　　C. 双氯芬酸

D. 吲哚美辛　　　　　　　　E. 布洛芬

15. 治疗窦性心动过速最好选用　　　　　　　　　　　　　　（　　）

A. 奎尼丁　　　　　　　　　B. 美西律　　　　　　　C. 苯妥英钠

D. 毛花苷 C　　　　　　　　E. 普萘洛尔

16. 阵发性室上性心动过速首选　　　　　　　　　　　　　　（　　）

A. 维拉帕米　　　　　　　　B. 苯妥英钠　　　　　　C. 利多卡因

D. 普鲁卡因胺　　　　　　　E. 普罗帕酮

17. 强心苷不能用于治疗　　　　　　　　　　　　　　　　　（　　）

A. 慢性心功能不全　　　　　B. 心房颤动　　　　　　C. 室性心动过速

D. 急性左心衰竭　　　　　　E. 阵发性室上性心动过速

18. 强心苷对下列哪种原因引起的心衰疗效好　　　　　　　　（　　）

A. 先天性心脏病　　　　　　B. 肺源性心脏病　　　　C. 严重二尖瓣狭窄

D. 活动性心肌炎　　　　　　E. 甲状腺功能亢进

19. 患有隐性糖尿病的高血压患者不宜使用　　　　　　　　　（　　）

A. 利血平　　　　　　　　　B. 氢氯噻嗪　　　　　　C. 硝普钠

D. 卡托普利　　　　　　　　E. 硝苯地平

20. 高血压伴有心绞痛的患者宜用　　　　　　　　　　　　　（　　）

A. 卡托普利　　　　　　　　B. 肼屈嗪　　　　　　　C. 利血平

D. 氢氯噻嗪　　　　　　　　E. 普萘洛尔

21. 治疗变异性心绞痛的最佳药物是　　　　　　　　　　　　（　　）

A. 普萘洛尔　　　　　　　　　B. 硝酸甘油　　　　　　　　C. 硝酸异山梨酯

D. 硝苯地平　　　　　　　　　E. 阿替洛尔

22. 预防发作并迅速起效的抗心绞痛药是　　　　　　　　　　　　　　（　　　）

A. 普萘洛尔　　　　　　　　　B. 硝苯地平　　　　　　　　C. 硝酸异山梨酯

D. 阿替洛尔　　　　　　　　　E. 硝酸甘油

23. 体内体外均有抗凝作用的药物是　　　　　　　　　　　　　　　　（　　　）

A. 华法林　　　　　　　　　　B. 肝素　　　　　　　　　　C. 链激酶

D. 枸橼酸钠　　　　　　　　　E. 右旋糖酐

24. 哪种原因引起的贫血用铁剂治疗无效　　　　　　　　　　　　　　（　　　）

A. 慢性腹泻　　　　　　　　　B. 疟疾　　　　　　　　　　C. 内因子缺乏

D. 钩虫病　　　　　　　　　　E. 月经过多

25. 氨茶碱不宜用于治疗　　　　　　　　　　　　　　　　　　　　　（　　　）

A. 心源性哮喘　　　　　　　　B. 支气管哮喘　　　　　　　C. 胆绞痛

D. 心律失常　　　　　　　　　E. 心源性水肿

26. 不能控制哮喘急性发作的药物是　　　　　　　　　　　　　　　　（　　　）

A. 色甘酸钠　　　　　　　　　B. 异丙肾上腺素　　　　　　C. 肾上腺素

D. 沙丁胺醇　　　　　　　　　E. 氨茶碱

27. 妊娠妇女禁用硫酸镁导泻的原因是　　　　　　　　　　　　　　　（　　　）

A. 收缩子宫平滑肌　　　　　　B. 抑制胎儿呼吸　　　　　　C. 升高孕妇血压

D. 反射性使盆腔充血　　　　　E. 致畸

28. 对无产道障碍、胎位正常的而宫缩无力的难产,可采用　　　　　　（　　　）

A. 麦角新碱　　　　　　　　　B. 前列腺素 E　　　　　　　C. 麦角胺

D. 缩宫素　　　　　　　　　　E. 米非司酮

29. 苯海拉明最常见的不良反应是　　　　　　　　　　　　　　　　　（　　　）

A. 白细胞减少　　　　　　　　B. 嗜睡　　　　　　　　　　C. 损害肝脏

D. 高铁血红蛋白症　　　　　　E. 窦性心动过速

30. 接受治疗的Ⅰ型糖尿病患者突然出汗、心跳加快、焦虑等可能是由于（　　　）

A. 血压升高　　　　　　　　　B. 低血糖反应　　　　　　　C. 胰岛素急性耐受

D. 胰岛素慢性耐受　　　　　　E. 过敏反应

二、填空题(每空格 1 分,共 30 空,30%)

1. 可避免首关消除的给药途径有_____、_____、_____等。

2. 红霉素治疗泌尿道感染时合用_____可增强疗效,不宜与酸性药物配伍。静滴时采用单独的静脉通道,以防_____的发生。用药(尤其是红霉素酯类)期间,应定期检查_____。

3. 按抗恶性肿瘤药对细胞增殖周期的作用分为_____、_____两大类。

4. 小剂量多巴胺主要激动_____受体,使肾、肠系膜、脑及冠脉血管扩张;大剂量时则可激动_____受体,使血管收缩。多巴胺常用于抢救_____患者。

5. 阿司匹林具有_____、_____、_____等作用,这些作用的机制均与_____有关。

6. 强心苷中毒时引起的快速型心律失常除补 K^+ 外,还可用_____和_____治疗;缓慢型心律失常可用_____治疗。

7. 氯沙坦的不良反应与 ACEI 比较,无_____和_____。

8. 甘露醇常用于治疗_____、_____,以及预防_____。

9. 硫酸镁口服可治疗_____,注射给药可治疗_____。

10. 催产素可用于_____、_____和_____。

11. 小剂量碘可用于_____的治疗;而大剂量碘则用于_____的治疗。

三、名词解释(每题 2 分,共 5 题,10%)

1. 极量   2. 血浆半衰期   3. 麻醉药品   4. 药酶抑制剂   5. 耐受性与耐药性

四、简答题(每题 5 分,共 4 题,20%)

1. 氨基苷类药物的主要不良反应有哪些?

2. 简述氟喹诺酮类药的共同特点。

3. 吗啡为什么可用于治疗心源性哮喘?

4. 长期大量应用糖皮质激素的不良反应有哪些?

五、分析题(每题 10 分,共 1 题,10%)

患者,男,12 岁,有癫痫病史,服用苯妥英钠治疗症状控制,近来突然停药,改服中药治疗 7 日,就诊当日,患儿突然痉挛抽搐昏迷跌倒,口吐白沫,面色苍白,痉挛抽搐发作每次 5~10min,间歇数分钟后再次发作,间歇期仍昏迷不醒,发作持续 1h,就诊时患儿昏迷,两侧瞳孔散大,呼吸不规则,心率 120 次/min,T:38℃。诊断为癫痫持续状态。

问:(1)此时应首选什么药物治疗? (2)停用苯妥英钠是否与此次发作有关? 为什么?

课程试卷 B 卷

考查时间:20　　年　　月　　日　　时　　所需时间:　　分钟　　考查形式:闭卷

班级_____　学号_____　姓名_____

考试誓言:

在此,我以诚实/名誉和人格保证,严格遵守考场纪律,决不违纪。

签名:

一、单项选择题(每题 1 分,共 30 题,30%)

1. 抢救青霉素过敏性休克的首选药物为　　　　　　　　　　　　　(　　)
   A. 去甲肾上腺素　　　　　　B. 肾上腺素　　　　　　C. 多巴胺
   D. 肾上腺皮质激素　　　　　E. 抗组胺药

2. 下列对铜绿假单孢菌感染无效的药物是　　　　　　　　　　　　(　　)
   A. 羧苄西林　　　　　　　　B. 头孢哌酮　　　　　　C. 头孢呋辛
   D. 庆大霉素　　　　　　　　E. 头孢噻肟

3. 红霉素的常见不良反应　　　　　　　　　　　　　　　　　　　(　　)
   A. 肝损害　　　　　　　　　B. 过敏反应　　　　　　C. 胃肠反应
   D. 二重感染　　　　　　　　E. 耳毒性

4. 抢救链霉素过敏性休克,宜静脉注射　　　　　　　　　　　　　(　　)
   A. 去甲肾上腺素　　　　　　B. 氢化可的松　　　　　C. 异丙肾上腺素
   D. 毛花苷 C　　　　　　　　E. 10%葡萄糖酸钙

5. 治疗伤寒和副伤寒的药物是　　　　　　　　　　　　　　　　　(　　)
   A. 氯霉素　　　　　　　　　B. 金霉素　　　　　　　C. 四环素
   D. 红霉素　　　　　　　　　E. 米诺环素

6. 下列哪个不是第三代喹诺酮类药　　　　　　　　　　　　　　　(　　)
   A. 吡哌酸　　　　　　　　　B. 依诺沙星　　　　　　C. 环丙沙星
   D. 洛美沙星　　　　　　　　E. 培氟沙星

7. 利福平对哪种疾病无效　　　　　　　　　　　　　　　　　　　(　　)
   A. 肺结核　　　　　　　　　B. 麻风病　　　　　　　C. 金黄色葡萄球菌感染
   D. 沙眼　　　　　　　　　　E. 真菌感染

8. 甲硝唑最常见的不良反应是　　　　　　　　　　　　　　　　　(　　)
   A. 白细胞减少　　　　　　　B. 急性溶血性贫血　　　C. 恶心和口腔金属味
   D. 肢体麻木　　　　　　　　E. 致突变

9. 用新斯的明治疗重症肌无力,产生了胆碱能危象　　　　　　　　(　　)
   A. 表示药量不足,应增加用量　　　B. 表示药量过大,应减量停药
   C. 应用中枢兴奋药对抗　　　　　　D. 应该用琥珀胆碱对抗
   E. 应该用阿托品对抗

10. 治疗过量阿托品中毒的药物是　　　　　　　　　　　　　　　（　　）

    A. 山莨菪碱　　　　　　　B. 东莨菪碱　　　　　　C. 后马托品

    D. 琥珀胆碱　　　　　　　E. 毛果芸香碱

11. 微量肾上腺素与局麻药配伍目的主要是　　　　　　　　　　（　　）

    A. 防止过敏性休克　　　　　　B. 中枢镇静作用

    C. 局部血管收缩,促进止血

    D. 延长局麻药作用时间及防止吸收中毒

    E. 防止出现低血压

12. 地西泮不用于　　　　　　　　　　　　　　　　　　　　　（　　）

    A. 焦虑症或焦虑性失眠　　　B. 麻醉前给药　　　　　C. 高热惊厥

    D. 癫痫持续状态　　　　　　E. 诱导麻醉

13. 氯丙嗪中毒所致低血压的救治药物　　　　　　　　　　　　（　　）

    A. 去甲肾上腺素　　　　　　B. 肾上腺素　　　　　　C. 麻黄碱

    D. 异丙肾上腺素　　　　　　E. 阿托品

14. 不用于治疗风湿性关节炎的药物是　　　　　　　　　　　　（　　）

    A. 阿司匹林　　　　　　　　B. 对乙酰氨基酚　　　　C. 保泰松

    D. 吲哚美辛　　　　　　　　E. 布洛芬

15. 利多卡因对下列哪种心律失常无效　　　　　　　　　　　　（　　）

    A. 室颤　　　　　　　　　　B. 室性早搏　　　　　　C. 室上性心动过速

    D. 心肌梗死所致室性早搏　　E. 强心苷中毒所致室性早搏

16. 对阵发性室上性心动过速无效的药物是　　　　　　　　　　（　　）

    A. 利多卡因　　　　　　　　B. 新斯的明　　　　　　C. 去氧肾上腺素

    D. 去乙酰毛花苷 C　　　　　E. 洋地黄毒苷

17. 强心苷对下列哪种原因引起的心衰疗效好　　　　　　　　　（　　）

    A. 先天性心脏病　　　　　　B. 肺源性心脏病　　　　C. 心肌炎

    D. 贫血　　　　　　　　　　E. 甲状腺功能亢进

18. 强心苷中毒引起的缓慢型心律失常首选　　　　　　　　　　（　　）

    A. 维拉帕米　　　　　　　　B. 苯妥英钠　　　　　　C. 利多卡因

    D. 普鲁卡因胺　　　　　　　E. 阿托品

19. 利尿药初期降压的可能机制是　　　　　　　　　　　　　　（　　）

    A. 降低血管对缩血管物质的反应性 B. 增加血管对扩血管物质的反应性

    C. 降低动脉壁细胞的钠含量　　　D. 排钠利尿,降低胞外液及血容量

    E. 诱导动脉壁产生扩血管物质

20. 高血压伴有心绞痛的患者宜用　　　　　　　　　　　　　　（　　）

    A. 卡托普利　　　　　　　　B. 肼屈嗪　　　　　　　C. 利血平

    D. 氢氯噻嗪　　　　　　　　E. 普萘洛尔

21. 下述哪种不良反应与硝酸甘油扩血管作用无关　　　　　　　（　　）

    A. 心率加快　　　　　　　　B. 搏动性头痛　　　　　C. 直立性低血压

    D. 升高眼内压　　　　　　　E. 高铁血红蛋白血症

22. 关于硝酸甘油的论述,哪种是错误的 （ ）
　　A.扩张血管,反射性使心率加快　　B.降低左室舒张末期压力
　　C.舒张冠脉侧支血管　　　　　　　D.增加心内膜供血作用较差
　　E.降低心肌耗氧量

23. 治疗急性血栓栓塞性疾病最好选用 （ ）
　　A.肝素　　　　　　　　　B.华法林　　　　　　C.尿激酶
　　D.右旋糖酐　　　　　　　E.双香豆素

24. 仅用作体外抗凝的药物是 （ ）
　　A.枸橼酸钠　　　　　　　B.肝素　　　　　　　C.华法林
　　D.尿激酶　　　　　　　　E.链激酶

25. 下列哪种药物对哮喘发作迅速有效 （ ）
　　A.麻黄碱　　　　　　　　B.色甘酸钠　　　　　C.沙丁胺醇吸入
　　D.口服氨茶碱　　　　　　E.以上都不是

26. 氨茶碱不宜用于治疗 （ ）
　　A.心源性哮喘　　　　　　B.支气管哮喘　　　　C.胆绞痛
　　D.心律失常　　　　　　　E.心源性水肿

27. 除下列哪药外均可治疗胃、十二指肠溃疡 （ ）
　　A.哌仑西平　　　　　　　B.奥美拉唑　　　　　C.丙谷胺
　　D.硫酸镁　　　　　　　　E.三硅酸镁

28. 缩宫素对子宫平滑肌作用的特点是 （ ）
　　A.小剂量即可引起子宫强直性收缩
　　B.收缩血管、升高血压
　　C.小剂量引起子宫底节律性收缩、子宫颈松弛
　　E.妊娠早期对药物敏感性增高
　　E.子宫平滑肌对药物的敏感性与体内性激素水平无关

29. 用于十二指肠溃疡,胃溃疡的药物是 （ ）
　　A.组胺　　　　　　　　　B.雷尼替丁　　　　　C.苯海拉明
　　D.美克洛嗪　　　　　　　E.异丙嗪

30. 硫脲类的严重不良反应是 （ ）
　　A.粒细胞缺乏　　　　　　B.药疹　　　　　　　C.甲状腺肿大
　　D.恶心、呕吐　　　　　　E.甲状腺素缺乏

二、填空题(每空格 1 分,共 30 空,30%)

1. 可提高肝药酶活性的药物称_____,这些药物可使另一药物的代谢_____,
   药物作用_____。

2. 氨基苷类抗生素口服不易吸收,仅作为_____用药;注射给药主要分布在_____
   _____,主要以原型经_____排泄。

3. 抗恶性肿瘤药常见不良反应有_____、_____等。

4. 毛果芸香碱能直接激动_____受体,对眼的作用是_____、_____和_____。

5. 长期应用 β 受体阻断药后突然停用可引起_____现象,其机制是引起 β 受体_____,故

　停药时应采用_____。

6. 抢救吗啡急性中毒可用_____。

7. 变异型心绞痛宜用_____,不宜用_____;伴有哮喘及阻塞肺疾患
　的心绞痛宜用_____,不宜用_____。

8. 硫酸镁口服可治疗_____,注射给药可治疗_____。

9. 催产素可用于_____、_____和_____。

10. 甘露醇常用于治疗_____、_____,以及预防_____。

11. 小剂量碘可用于_____的治疗;而大剂量碘则用于_____的治疗。

三、名词解释(每题 2 分,共 5 题,10%)

1. 副作用　2. 血浆半衰期　3. 麻醉药品　4. 肾上腺素的翻转效应　5. 吗啡拮抗剂

四、简答题(每题 5 分,共 4 题,20%)

1. 说出青霉素的不良反应及防治方法。

2. 简述氨基苷类抗生素的共同特点。

3. 简述硝酸甘油和普萘洛尔合用的理由和应用注意。

4. 长期大量应用糖皮质激素的不良反应有哪些?

五、分析题(每题 10 分,共 1 题,10%)

　　患者,58 岁,男性,糖尿病 15 年,咳嗽月余。二周前患感冒,此后患者一直周身无力发热,下午体温偏高,有时发现痰中带血,胸 X 线片显示患者已染上肺结核。用药:

　　　　利福平　450mg　　1 次/d×14

　　　　异烟肼　300mg　　1 次/d×14

　　　　格列齐特 80mg　　　3 次/d×14

　　患者用药后状况:经 2 周抗结核治疗后,原有症状如咳嗽、低热开始好转,但患者食欲逐渐减退,出现饭后恶心、肝区疼痛、肝大等症状和体征,转氨酶升高,血糖失控,从 7.2 mmol/L升至 8.5mmol/L。请分析用药后状况产生的原因。

参考答案

第一篇 总论

第一章 用药护理基础理论

一、选择题

1. E 2. D 3. D 4. C 5. B 6. A 7. E 8. D 9. A 10. B 11. B 12. D
13. C 14. C 15. E 16. C 17. C 18. A 19. B 20. C 21. B 22. C 23. E
24. D 25. B 26. D 27. B 28. B 29. C 30. C 31. B 32. D 33. B 34. A
35. D 36. C 37. B 38. B 39. B 40. D 41. C 42. E 43. D 44. A 45. E
46. E 47. B 48. B 49. C 50. E 51. A 52. E 53. ABC 54. ABE 55. CD
56. ADE 57. CE 58. CE 59. ABDE

二、填空题

1. 作用　作用机制
2. 正确执行医嘱　开展药物疗效评价　监测和防治药物不良反应　对患者进行合理用药
咨询和宣教
3. 兴奋作用　抑制作用
4. 亲和力　内在活性　受体激动药
5. 吸收　分布　代谢　排泄
6. 分布　代谢　排泄
7. 吸收　消除
8. 一级动力学　零级动力学　米-曼式动力学　一级动力学
9. 舌下　静脉注射　肌内注射
10. 药酶抑制剂　减慢　增强　中毒　减少
11. 协同　拮抗
12. 高敏性　耐受性　变态反应　特异质反应
13. 作用增强(协同作用)　作用减弱(拮抗作用)
14. 睡前　进餐前　饭前片刻　饭后

三、名词解释

1. 药物　是指作用于机体,规定有适应证、用法及用量,用于防治和诊断疾病以及计划生育
的化学物质。
2. 药理学　是研究药物与机体相互作用规律及其机制的学科。
3. 药效学　研究药物对机体的作用及作用机制的学科。

4. 药动学　研究机体对药物的处置过程(吸收、分布、代谢及排泄)及其规律(血药浓度随时间变化)的学科。

5. 副反应　指药物在治疗剂量时产生的与治疗目的无关的作用。

6. 停药反应　指突然停药后原有病情加剧或恶化,又称反跳现象。如长期服用可乐定降血压,突然停药后次日血压可急剧升高。

7. 极量　指接近引起毒性反应的最大治疗量。

8. 治疗指数　$TI = LD_{50}/ED_{50}$,是表示药物安全性的指标。

9. 受体阻断药　指与受体有较强的亲和力而无内在活性的药物。

10. 药酶抑制剂　是指凡是能减弱药酶活性的药物,如氯霉素、异烟肼、西咪替丁等。该类药物与其他某药合用时,会使自身和合用药物的代谢减慢,导致药效增强,甚至产生毒性。

11. 生物利用度　指血管外给药后,药物吸收进入体循环的相对数量。

12. V_d　是指药物进入机体后在理论上应占有的体液容积量。

13. C_{ss}　是指按一级动力学消除的药物,如每隔一个 $t_{1/2}$ 等量给药一次,需经 5 个 $t_{1/2}$ 血药浓度达到稳定水平,此时给药速度与消除速度相等,又称坪值。

14. 血浆 $t_{1/2}$　是指血浆药物浓度下降一半所需的时间,反映药物在体内的消除速度,又称消除半衰期。

15. 耐受性与耐药性　耐受性指机体对药物反应性降低的一种状态,有先天性和后天获得性之分。后者是在多次连续用药后,机体对药物反应逐渐降低,需增加剂量才能保持疗效,但停药一段时间后机体可恢复原有的敏感性。耐药性是指病原体(微生物、寄生虫)或肿瘤细胞对药物的敏感性降低的一种状态。

16. 成瘾性和习惯性　成瘾性是指机体长期反复使用药物后产生了适应状态,以致需要足量的药物持续存在于体内,一旦突然停药,即会出现戒断综合征,又称躯体依赖性。习惯性是指患者对药物在精神上的渴求,以获得服药后的特殊快感,停药后并不出现戒断综合征,又称精神依赖性。

四、问答题(略)

第二章　用药护理相关知识

一、选择题

1. A　2. E　3. E　4. B　5. B　6. C　7. C　8. E　9. B　10. C　11. ABCD
12. ABCDE　13. ABE　14. ABCDE

二、填空题

1. 5　7
2. 通用名　商品名　化学名
3. 前记　正文　后记
4. p.o.　　i.v. 或(V)　i.v.gtt. 或 i.v.drip.　i.m. 或(M)　i.h. 或(H)

三、名词解释

1. 盐析作用　在胶体溶液型的药物,如两性霉素 B、右旋糖酐等注射液中加入盐类药物,如生理盐水、氯化钾等含有强电解质的注射液,会析出沉淀。

2. 配伍禁忌 两种或两种以上药物同时混合静脉注射或静脉滴注给药时,可能会发生变色、沉淀或肉眼觉察不到的变化,使药效下降或失效,甚至产生有毒物质,属于注射液的配伍禁忌。

3. 麻醉药品 指连续使用易产生躯体依赖性,导致成瘾的药品,如阿片类、可卡因类、大麻类、人工合成麻醉性镇痛药哌替啶等。

4. 制剂和剂型 制剂是按照国家颁布的药品规格、标准,将药物制成适合临床需要,并符合一定质量标准的制品。剂型是指将药物加工制成适合患者需要的给药形式,即是形态各异的制剂,便于应用、保存和携带。

5. 非处方药 指不需医生处方,患者可自行判断、购买和使用的药物。

四、问答题(略)

第二篇　化学治疗药物

第三章　化学治疗药物概论

一、选择题

1. C　2. B　3. C　4. E　5. AD　6. ABCE　7. BCDE

二、填空题

1. 最低抑菌浓度　最低杀菌浓度
2. 病原微生物　寄生虫　恶性肿瘤

三、名词解释

1. 化疗药物 化疗过程中所用药物,包括抗微生物药、抗寄生虫药和抗肿瘤药。

2. 抗生素 指某些微生物(细菌、真菌、放线菌等)所产生的,能抑制或杀灭其他病原微生物的代谢产物,也包括人工半合成或全合成的产物。

3. 广谱抗菌药 对多数细菌甚至包括衣原体、支原体等病原体有效的药物称为广谱抗菌药。

4. 抗菌活性 药物抑制或杀灭细菌的能力。

5. 抗菌后效应 抗菌药物在撤药后其浓度低于最低抑菌浓度时,细菌仍受到持久抑制的效应。抗菌后效应较长的药物,其抗菌作用较强,可适当延长用药给药间隔,而疗效不降。

6. 耐药性 抗菌药物与细菌多次反复接触后,细菌对药物的敏感性下降甚至消失,称为细菌的耐药性。

四、问答题(略)

第四章　抗生素

一、选择题

1. B　2. D　3. D　4. D　5. B　6. D　7. D　8. D　9. C　10. A　11. C　12. D
13. A　14. E　15. B　16. A　17. C　18. C　19. C　20. A　21. D　22. D　23. D
24. A　25. C　26. A　27. D　28. C　29. C　30. E　31. E　32. B　33. C　34. A
35. ABCDE　36. ABCDE　37. ACE　38. CE　39. CD　40. ACD　41. ABCDE
42. ABCD

二、填空题

1. 抗菌广　杀菌力强　对胃酸稳定及对 β-内酰胺酶有不同程度的稳定性　变态反应少
2. 第一代头孢有一定的肾毒性
3. 碳酸氢钠　静脉炎　肝功能
4. 耳毒性　肾毒性　变态反应
5. 抗结核药　鼠疫　土拉菌素　青霉素
6. 肠道感染　细胞外液　肾脏
7. 葡萄糖酸钙　新斯的明
8. 肾毒性　神经毒性　肌毒性
9. 半合成　强于
10. 伤寒杆菌　铜绿假单胞菌　真菌
11. 胃肠道反应　二重感染　影响骨骼和牙齿的生长发育
12. 抑制骨髓造血功能　灰婴综合征　二重感染　变态反应

三、名词解释

1. 二重感染　长期应用广谱抗生素时，口腔、咽喉部和胃肠道的敏感菌被药物抑制，不敏感菌此时大量繁殖生长，由原来的劣势菌群变为优势菌群，造成新的感染，称作二重感染或菌群交替症。

2. 灰婴综合征　早产儿和新生儿肝脏的葡萄糖醛酸基转移酶缺乏，肾排泄功能不完善，大剂量使用氯霉素可致早产儿和新生儿药物中毒，表现为循环衰竭、呼吸困难、进行性血压下降、腹胀、吐奶、皮肤苍白和发绀。

四、问答题(略)

第五章　人工合成抗菌药

一、选择题

1. A　2. E　3. A　4. B　5. A　6. C　7. A　8. B　9. A　10. B　11. D　12. E
13. D　14. E　15. ABCDE　16. BCDE　17. CD　18. ABCDE　19. ABCDE　20. AB
21. BE

二、填空题

1. 敏感菌 DNA 回旋酶　DNA 的复制

2. 首剂量加倍　碳酸氢钠　多饮水

3. 对氨苯甲酸　对氨苯甲酸　二氢喋酸合成酶　叶酸

4. 碱性　酸性

5. 磺胺醋酰

6. 难　细菌性痢疾、肠炎等

三、问答题(略)

<h3 style="text-align:center">第六章　抗结核病药及抗麻风病药</h3>

一、选择题

1. E　2. B　3. E　4. E　5. D　6. C　7. B　8. C　9. D　10. D　11. BCDE

12. ABCDE　13. ABDE　14. CDE　15. ACDE　16. ABCE

二、填空题

1. 结核杆菌　高效　低毒　价廉　方便

2. 快乙酰化代谢型　慢乙酰化代谢型　快乙酰化代谢

3. 对氨基水杨酸干扰利福平的吸收

4. 氨苯砜　利福平

三、问答题(略)

<h3 style="text-align:center">第七章　抗真菌药及抗病毒药</h3>

一、选择题

1. E　2. A　3. D　4. C　5. A　6. A　7. A　8. D　9. D　10. D　11. ABD

12. ABCE　13. ABC　14. ABCD　15. ABCDE

二、填空题

1. 达克宁　皮肤癣菌引起的体癣、手足癣和耳道、阴道真菌病等

2. 两性霉素B

3. 齐多夫定　核苷类反转录酶

4. 金刚烷胺　帕金森病

5. 阿昔洛韦

6. RNA　DNA

三、问答题(略)

<h3 style="text-align:center">第八章　消毒防腐药</h3>

一、选择题

1. E　2. B　3. B　4. D　5. D　6. C　7. B　8. B

二、问答题(略)

第九章　抗菌药物的合理应用

一、选择题

1. A　2. D　3. D　4. B　5. C　6. B　7. ABCDE　8. BCDE　9. ABCDE

二、填空题

提高疗效　降低药物的毒副反应　延缓或减少细菌耐药性的发生

三、问答题(略)

第十章　抗寄生虫药

一、选择题

1. A　2. B　3. E　4. D　5. D　6. A　7. D　8. A　9. C　10. C　11. C　12. A
13. A　14. B　15. E　16. B　17. C　18. E　19. D　20. E　21. E　22. C　23. B
24. C　25. B　26. D

二、填空题

1. 氯喹　奎宁　青蒿素　伯氨喹　乙胺嘧啶
2. 红细胞内期裂殖体　继发性红细胞外期各型疟原虫的配子体　速发型红细胞外期裂殖子　红细胞内期的未成熟裂殖体
3. 视力　眼科
4. 哌嗪
5. 金鸡纳反应　叶酸
6. 高效　速效　低毒和易透过血-脑脊液屏障　复发率高
7. 抗阿米巴原虫　抗滴虫　抗厌氧菌　抗贾第鞭毛虫
8. 高效　疗程短　毒性小　可口服　血吸虫病　绦虫病　囊尾蚴虫病　肝吸虫病　肺吸虫病
9. 乙胺嗪　过敏反应
10. 止吐药　泻药

三、名词解释

金鸡纳反应　奎宁以及从金鸡纳树皮中提取的其他生物碱,治疗剂量可出现一系列的反应,称为金鸡纳反应,表现为耳鸣、头痛、恶心、呕吐、腹泻、腹痛、视力和听力减退等,甚至出现暂时性耳聋,多见于重复给药时,停药一般能恢复。

四、问答题(略)

第十一章　抗恶性肿瘤药

一、选择题

1. E　2. C　3. D　4. B　5. E　6. C　7. B　8. A　9. E　10. D　11. B　12. E　13. C
14. C　15. A　16. B　17. C　18. D　19. D　20. A　21. D　22. E　23. ABC

24. ABCDE　25. ACDE　26. ABCD

二、填空题

1. 周期非特异性药物　周期特异性药物

2. 甲氨蝶呤　巯嘌呤　氟尿嘧啶　阿糖胞苷

3. 破坏 DNA 结构和功能　蛋白质合成　核酸合成

4. 周期非特异性药物　周期特异性药物　周期特异性药物　周期非特异性药物

5. 骨髓抑制　胃肠反应　免疫抑制　脱发　肝肾毒性

三、名词解释

1. 细胞周期非特异性药物　对细胞增殖周期中各期细胞均有杀灭作用的药物,如烷化剂、抗肿瘤抗生素及铂类配合物等。

2. 细胞周期特异性药物　仅对细胞增殖周期中某一期细胞有较强杀灭作用的药物,如抗代谢药物、长春碱类药物等。

四、问答题(略)

第三篇　传出神经系统药物

第十二章　传出神经系统药物概述

一、选择题

1. D　2. C　3. E　4. B　5. D　6. D　7. ABCDE　8. ABCDE

二、填空题

1. 自主神经系统　运动神经系统

2. 运动神经纤维　交感和副交感神经节前纤维　副交感神经节后纤维　极少数交感神经节后纤维(支配汗腺和骨骼肌血管)　支配肾上腺髓质的交感神经纤维

三、问答题(略)

第十三章　拟胆碱药

一、选择题

1. B　2. D　3. B　4. E　5. B　6. C　7. D　8. C　9. E　10. A　11. ACD　12. ADE　13. BCD　14. ACD

二、填空题

1. M　缩瞳　降眼压　调节痉挛

2. 乙酰胆碱　毛果芸香碱　烟碱

3. 抑制胆碱酯酶　直接激动 N_M 受体　促进神经末梢释放乙酰胆碱　重症肌无力

三、问答题(略)

第十四章　抗胆碱药

一、选择题

1. B　2. C　3. C　4. E　5. D　6. A　7. E　8. A　9. B　10. D　11. C　12. C
13. C　14. A　15. A　16. D　17. BCDE　18. ABCE　19. ACDE　20. CD　21. AC
22. CDE

二、填空题

1. 抑制腺体分泌
2. 阿托品　麻醉性镇痛药
3. 颈部　四肢　血液　肝脏　假性胆碱酯酶
4. M　M+N　M+N+中枢

三、问答题(略)

第十五章　拟肾上腺素药

一、选择题

1. C　2. B　3. D　4. B　5. D　6. D　7. D　8. C　9. D　10. E　11. A　12. B
13. D　14. D　15. A　16. E　17. D　18. B　19. B　20. D　21. CDE　22. BCDE
23. ABDE　24. BCDE　25. CD　26. ACD

二、填空题

1. 外周 DA　α
2. 控制支气管哮喘急性发作　治疗Ⅱ、Ⅲ房室传导阻滞　用于心脏骤停　抗低排高阻型休克
3. 支气管哮喘预防发作或轻症治疗　鼻黏膜充血　控制腰麻引起的低血压状态

三、问答题(略)

第十六章　抗肾上腺素药

一、选择题

1. B　2. A　3. E　4. A　5. E　6. D　7. B　8. D　9. E　10. C　11. ABDE
12. BCD　13. ABCDE　14. ABCD

二、填空题

1. 血压下降反射性使交感神经兴奋　阻断去甲肾上腺素能神经突出前膜 α_2 受体　促进去甲肾上腺素释放
2. 反跳　向上调节　逐渐减量再停药

三、名词解释

肾上腺素升压作用的翻转　如事先给予 α 受体阻断药取消了肾上腺素激动 α 受体收缩血管的作用,则肾上腺素激动 β_2 受体舒张血管的作用得以充分表现,最终可将肾上腺素的升压

作用翻转为降压,这种现象称为肾上腺素升压作用的翻转。

四、问答题(略)

五、案例分析题(略)

第四篇　中枢神经系统药物

第十七章 麻醉药

一、选择题

1. B　2. B　3. B　4. C　5. D　6. C　7. E　8. B　9. D　10. C　11. B　12. B　13. D
14. D　15. C　16. E

二、填空题

1. 吸入　静脉
2. 表面　浸润　传导　腰麻　硬膜外
3. 强　大　浸润
4. 穿透　丁卡因　利多卡因

三、名词解释

1. 全麻药　全身麻醉药是一类能抑制中枢神经系统功能的药物,能可逆性引起意识、痛觉和反射消失,使骨骼肌松弛,主要用于外科手术前麻醉。
2. 基础麻醉　在患者进入手术室之前给予大剂量的催眠药,使患者达到深睡眠状态,可减少麻醉药用量,使麻醉过程平稳。
3. 诱导麻醉　应用作用迅速的全麻药如硫喷妥钠,使患者迅速进入外科麻醉期,以避免诱导期的不良反应。
4. 局麻药　能抑制周围神经功能而引起局部麻醉的药物。

四、问答题(略)

第十八章　镇静催眠药

一、选择题

1. D　2. B　3. E　4. C　5. C　6. B　7. C　8. D　9. B　10. A　11. C　12. A
13. ABCDE　14. ABCDE　15. ABCDE　16. ABCDE　17. ADE　18. ABD

二、填空题

1. 苯二氮䓬　巴比妥　其他　苯二氮䓬　苯二氮䓬
2. 抗焦虑　镇静催眠　抗惊厥　抗癫痫　中枢肌松作用
3. 苯巴比妥　硫喷妥钠
4. 稀释后口服　灌肠　镇静　催眠　抗惊厥　消化性溃疡

三、名词解释

宿醉反应　应用治疗量的巴比妥类镇静催眠药后,次晨出现的头晕、困倦、嗜睡、精神不振及定向力障碍等后遗作用,称宿醉反应。

四、问答题(略)

五、案例分析题(略)

第十九章 抗癫痫药和抗惊厥药

一、选择题

1. A   2. B   3. A   4. B   5. C   6. A   7. B   8. B   9. C   10. C   11. A   12. A
13. B   14. ABC   15. ABC   16. AB   17. AB   18. CD   19. DE   20. CD

二、填空题

1. 抗癫痫   抗外周神经痛   抗心律失常   大发作   局限性发作   小发作   齿龈增生
神经系统反应   巨幼红细胞性贫血
2. 高效   低毒   价廉   中枢抑制
3. 苯妥英钠   苯巴比妥   丙戊酸钠   乙琥胺   丙戊酸钠   卡马西平   地西泮
4. 治疗癫痫   治疗外周神经痛   治疗心律失常

三、名词解释

癫痫持续状态   大发作持续状态,患者反复抽搐,持续昏迷,不及时解救可危及生命。

四、问答题(略)

五、案例分析题(略)

第二十章 抗精神失常药

一、选择题

1. E   2. A   3. D   4. A   5. B   6. B   7. D   8. B   9. D   10. B   11. E   12. B
13. C   14. C   15. E   16. A   17. D   18. B   19. B   20. ACD   21. ABCE   22. ABC
23. BCDE   24. BC   25. ABE

二、填空题

1. 异丙嗪   哌替啶   严重创伤   感染性休克   高热惊厥   中枢性高热   甲状腺危象
2. 帕金森综合征   静坐不能   急性肌张力障碍   迟发性运动障碍
3. 吩噻嗪类   硫杂蒽类   丁酰苯类   碳酸锂   碳酸锂
4. 米帕明   三环   突触前膜对去甲肾上腺素   5-羟色胺   抑郁症   小儿遗尿症

三、名词解释

1. 人工冬眠   氯丙嗪与哌替啶、异丙嗪等药物配伍使患者深睡,体温、代谢及组织耗氧量均降低,对各种伤害刺激的反应性降低,有利于病人度过危险期。
2. 抗抑郁药   用于抑郁症的治疗,使抑郁症状得到缓解的药物。

四、问答题(略)

五、案例分析题(略)

第二十一章　抗中枢神经系统退行性疾病药

一、选择题

1. A　2. C　3. C　4. B　5. D　6. B　7. A　8. B　9. A　10. A　11. BDE
12. ABCD　13. ABCDE　14. ABCDE

二、填空题

1. 拟 DA 药　中枢抗胆碱药
2. 多巴脱羧酶　左旋多巴

三、问答题（略）

第二十二章　镇痛药

一、选择题

1. E　2. D　3. D　4. C　5. B　6. B　7. C　8. D　9. C　10. D　11. B　12. D
13. D　14. D　15. ABE　16. ACE　17. AB　18. CE　19. ADE　20. ABCDE
21. ABCD　22. ABCD　23. ACE　24. ABE

二、填空题

1. 休克　昏迷　痰液过多　严重肺功能不全
2. 阿托品
3. 纳洛酮
4. 缩小　散大
5. 镇痛　催眠

三、名词解释

1. 镇痛药　是一类主要作用于中枢神经系统，在不影响意识和其他感觉的情况下选择性地缓解或消除疼痛的药物。
2. 阿片生物碱　阿片（即罂粟）中含有的数种具有镇痛作用的生物碱。
3. 吗啡受体拮抗剂　与脑内的阿片受体具有很强的亲和力，但无内在活性，可阻止吗啡与阿片受体的结合，竞争性地对抗阿片类药物作用的一类药物。

四、问答题（略）

五、案例分析题（略）

第二十三章　解热镇痛抗炎药

一、选择题

1. B　2. D　3. D　4. A　5. C　6. B　7. C　8. D　9. B　10. C　11. B　12. ACDE
13. ADE　14. ACE　15. AD　16. ABCD　17. AD　18. ACDE　19. ABCDE

二、填空题

1. 解热　镇痛　抗炎抗风湿　抑制 PG 合成

2. 水杨酸反应　碳酸氢钠

3. 消化性溃疡　支气管哮喘

4. 胃肠道反应　凝血障碍　水杨酸反应　变态反应

5. 饭后服用　同服抗酸药　用肠溶片　胃溃疡患者禁用

6. 解热镇痛　抗炎抗风湿

7. 阿托品　阿托品＋哌替啶　哌替啶　阿司匹林　阿司匹林　罗通定

三、名词解释

1. 阿司匹林哮喘　有些哮喘患者服用阿司匹林后所诱发的支气管哮喘被称为阿司匹林哮喘。

2. 水杨酸反应　阿司匹林用量过大时出现的头痛、眩晕、恶心、呕吐、耳鸣、视力和听力减退等表现,总称为水杨酸反应。

3. 瑞夷综合征　儿童感染病毒性疾病如流感、水痘、麻疹、流行性腮腺炎等使用阿司匹林退热时,偶致急性肝脂肪变性-脑病综合征,以肝衰竭合并脑病为突出表现,虽少见,但可致死,需慎用。

四、问答题(略)

五、案例分析题(略)

第二十四章　中枢兴奋药

一、选择题

1. B　2. B　3. A　4. E　5. A　6. ABCE　7. ACDE　8. BC　9. ACE　10. ACDE

二、填空题

1. 咖啡因　哌甲酯

2. 咖啡因　尼可刹米　二甲弗林　洛贝林　尼可刹米

3. 兴奋中枢神经系统功能　惊厥

4. 洛贝林

5. 甲氯芬酯

三、问答题(略)

第五篇　心血管系统药物

第二十五章　泌尿系统药物

一、选择题

1. C　2. B　3. A　4. B　5. A　6. A　7. B　8. B　9. D　10. C　11. B　12. C
13. A　14. B　15. D　16. E　17. D　18. A　19. D　20. E　21. E　22. D　23. C
24. D　25. D　26. C　27. C　28. E

二、填空题

1. 脑水肿　青光眼　急性肾功能衰竭
2. 脱水　利尿
3. 呋塞米　布美他尼　依他尼酸
4. 氢氯噻嗪　氢氟噻嗪　苄氟噻嗪
5. 螺内酯　氨苯蝶啶　阿米洛利

三、问答题(略)

第二十六章　钙通道阻滞药

一、选择题

1. A　2. D　3. D　4. C　5. C　6. C　7. B　8. BE　9. ABCE

二、填空题

1. 负性肌力作用　负性频率及负性传导作用　缺血心肌保护作用　抗心肌肥厚作用
2. 氨氯地平　硝苯地平　维拉帕米
3. 嚼碎　掰开　整片以水

三、名词解释

钙通道阻滞药　是一类阻滞 Ca^{2+} 从细胞外液经电压依赖性钙通道流入细胞内的药物,又称钙拮抗剂。

四、问答题(略)

第二十七章　抗心律失常药

一、选择题

1. E　2. A　3. D　4. C　5. C　6. A　7. C　8. D　9. E　10. D　11. E　12. C　13. B　14. C　15. D　16. C　17. E　18. E　19. B　20. ACE　21. BE　22. ABD
23. ABCE

二、填空题

1. 降低自律性　减少后除级　消除折返
2. 室　首关　静脉点滴
3. 阿托品　普萘洛尔　普萘洛尔　维拉帕米
4. 苯妥英钠　利多卡因

三、问答题(略)

第二十八章　抗心力衰竭药

一、选择题

1. C　2. C　3. B　4. E　5. B　6. C　7. B　8. C　9. D　10. A　11. B　12. E　13. E　14. C　15. C　16. BCD　17. ABCE　18. BCDE　19. ACD　20. AC

二、名词解释

1. 强心苷　是一类具有强心作用的苷类化合物,临床应用的药物有地高辛、洋地黄毒苷、去乙酰毛花苷、毒毛花苷等。

2. 全效量(洋地黄化量)　是指在短期内给予能充分发挥疗效,而不致中毒的最大耐受剂量,又称饱和量。

三、填空题

1. ACEI　β受体阻断药　利尿剂　地高辛　ACEI　β受体阻断药

2. 加快心肌纤维缩短速度,使心肌收缩敏捷　加强衰竭心肌收缩力,增加心排血量的同时,不增加甚至降低心肌耗氧量

3. 心力衰竭　心房颤动　心房扑动　阵发性室上性心动过速

4. 苯妥英钠　利多卡因　阿托品

5. 频发室性期前收缩　窦性心动过缓　视觉障碍

三、问答题(略)

第二十九章　抗高血压药

一、选择题

1. B　2. D　3. B　4. E　5. C　6. D　7. C　8. B　9. D　10. E　11. A　12. B　13. B　14. C　15. A　16. D　17. E　18. E　19. A　20. A　21. C　22. B　23. BE　24. ABE　25. BDE　26. AE　27. ACE

二、填空题

1. 利尿药　钙通道阻滞药　ACEI　AT$_1$受体阻断药(ARB)　β受体阻断药

2. 首剂现象　首次剂量减为0.5mg,临睡前服用

3. ACEI　钙通道阻滞药　氢氯噻嗪

4. 刺激性干咳　血管神经性水肿

三、问答题(略)

第三十章　抗心绞痛药

一、选择题

1. D　2. D　3. B　4. A　5. D　6. E　7. D　8. B　9. D　10. B　11. B　12. B　13. C　14. D　15. C　16. B　17. C　18. ABCDE　19. ABCE　20. ACD　21. ABCD

二、填空题

1. 硝酸酯类(硝酸甘油)　β受体阻断药(普萘洛尔)　钙通道阻滞药(硝苯地平)

2. 降低心肌耗氧量　增加冠状动脉供血和供氧

3. 松弛平滑肌　血管平滑肌　对全身血管平滑肌的松弛作用

4. 坐位或半卧位　咬碎吞服　人为促溶

5. 硝苯地平　普萘洛尔　硝苯地平　普萘洛尔

三、问答题(略)

第三十一章　调血脂药与抗动脉粥样硬化药

一、选择题

1．D　2．C　3．A　4．E　5．B　6．A　7．C　8．C　9．CD　10．ACE

二、问答题(略)

第六篇　内脏和血液系统药物

第三十二章　血液及造血系统药物

一、选择题

1．B　2．C　3．D　4．E　5．B　6．D　7．E　8．C　9．C　10．C　11．D　12．E　13．E
14．A　15．E　16．E　17．D　18．A　19．C　20．D　21．D　22．E　23．D　24．C
25．B　26．E　27．E　28．D　29．B　30．C

二、填空题

1．肝素　华法林　链激酶　尿激酶或 t-PA
2．鱼精蛋白　维生素 K　氨甲苯酸
3．硫酸亚铁　叶酸　维生素 B_{12}　维生素 B_{12}　肌内注射　终身使用
4．100ml　枸橼酸钠
5．1%碳酸氢钠　5%磷酸盐　去铁胺
6．询问过敏史　做皮试　缓慢

三、问答题(略)

第三十三章　呼吸系统药

一、选择题

1．C　2．A　3．E　4．D　5．D　6．D　7．A　8．B　9．A　10．C　11．A　12．C
13．D　14．B　15．D　16．C　17．A　18．C　19．ACD　20．BCE　21．CE　22．ABD
23．ABCDE　24．BDE　25．ABC

二、填空题

1．咳嗽中枢　剧烈干咳　成瘾
2．沙丁胺醇　心血管副作用小　可口服　作用持久
3．肾上腺素受体激动药　茶碱类　M 受体拮抗药　肾上腺皮质激素类药　过敏介质释放抑制药

三、问答题(略)

四、案例分析(略)

第三十四章 消化系统药

一、选择题

1. A 2. D 3. D 4. B 5. B 6. C 7. A 8. B 9. E 10. D 11. A 12. C
13. C 14. E 15. C 16. E 17. BD 18. ABE 19. BCE 20. ABCE 21. ABE
22. ABE 23. CD 24. ABC 25. ADE 26. ACD 27. ABDE

二、填空题

1. 抗酸药 抑制胃酸分泌药 胃黏膜保护药 抗幽门螺杆菌药
2. H^+/K^+-ATP 酶 消化性溃疡
3. 弱碱性药物 胃酸 胃酸 氢氧化铝 三硅酸镁
4. 快 强 短暂 碱血症
5. 便秘和胆囊炎(胆石症) 惊厥和高血压
6. 渗透性泻药 刺激性泻药 润滑性泻药

三、问答题(略)

四、处方及案例分析题(略)

第三十五章 生殖系统药

一、选择题

1. C 2. C 3. E 4. A 5. D 6. C 7. B 8. B 9. A 10. E 11. C 12. C
13. C 14. B 15. D 16. C 17. C 18. C 19. B 20. ABCE 21. BDE 22. BDE
23. AD

二、填空题

1. 催产 引产 产后止血
2. 节律性收缩 强直性收缩
3. 垂体后叶素 缩宫素 麦角胺
4. 抗分娩药 痛经及防止早产
5. 主要抑制排卵的避孕药 抗着床避孕药 阻碍受精的避孕药 抗早孕药

三、问答题(略)

第三十六章 组胺和抗组胺药

一、选择题

1. E 2. D 3. B 4. D 5. C 6. B 7. D 8. D 9. E 10. D 11. C 12. C
13. ABCDE 14. ABCDE

二、填空题

1. 西咪替丁 雷尼替丁 胃溃疡 十二指肠溃疡
2. 异丙嗪 苯海拉明 氯苯那敏

三、问答题(略)

第七篇　内分泌系统药物

第三十七章　肾上腺皮质激素类药物

一、选择题

1. B　2. E　3. A　4. D　5. D　6. A　7. A　8. B　9. C　10. D　11. D　12. C　13. D　14. B　15. E　16. D　17. B　18. D　19. C　20. D　21. A　22. B　23. ABCDE　24. ABCDE　25. ABCDE　26. ACDE　27. ABCD　28. ACDE　29. ABCE

二、填空题

1. 低盐　低糖　高蛋白　加用氯化钾
2. 肝脏　氢化可的松　泼尼松龙　严重肝功能不良
3. 早期大剂量短程疗法　足量有效的抗生素合用
4. 大剂量突击疗法　一般剂量长程疗法　小剂量替代疗法　隔日疗法
5. 医源性肾上腺皮质功能不全　反跳现象
6. 氢化可的松(可的松)　泼尼松(泼尼松龙)　地塞米松　氟氢松

三、问答题(略)

第三十八章　甲状腺激素及抗甲状腺药

一、选择题

1. C　2. C　3. A　4. E　5. D　6. D　7. C　8. A　9. C　10. D　11. ABCE　12. ADE　13. ACE

二、填空题

1. 过氧化物　生物合成　蛋白水解　释放
2. 单纯性甲状腺肿　甲状腺功能亢进
3. 硫脲类　碘及碘化物　放射性碘　β受体阻断药

三、问答题(略)

第三十九章　降血糖药

一、选择题

1. A　2. D　3. E　4. A　5. C　6. B　7. D　8. D　9. C　10. B　11. B　12. D　13. E　14. A　15. B　16. ACDE　17. ACDE

二、填空题

1. 胰岛素　低精蛋白锌胰岛素　珠蛋白锌胰岛素　精蛋白锌胰岛素　非酮症性高渗昏迷　酮症酸中毒

2. 过敏反应　低血糖反应　胰岛素耐受性　注射部位脂肪萎缩

3. 磺酰脲类　双胍类　噻唑烷二酮类　α-葡萄糖苷酶抑制剂

4. 胰岛 β 细胞释放胰岛素　胰高血糖素分泌

三、问答题(略)

四、案例分析题(略)

第八篇　电解质及营养类药

第四十章　电解质与酸碱平衡调节药

一、选择题

1. B　2. D　3. E　4. D　5. C　6. E　7. A　8. C　9. ABCDE　10. AB

二、填空题

1. 缓释剂　控释剂

2. 钙剂　新斯的明

3. 纠正代谢性酸中毒　治疗高血钾　碱化尿液　局部洗胃及用作口腔或阴道真菌感染的辅助治疗

4. 肝功能不全　休克　缺氧

5. 机体状况　既往史　生活习性　患者及家属对相关药物知识了解情况

6. 引产　水电解质平衡失调

三、问答题(略)

第四十一章　营养药及全胃肠外营养液的合理配置

一、选择题

1. B　2. D　3. E　4. C　5. A　6. B　7. C　8. E　9. ACDE　10. ABCDE

二、填空题

1. 胃肠　胃肠外　口服　管饲　肠外营养支持

2. 平衡型　疾病适用型

3. 胃肠外　血液　氨基酸　糖　脂肪　维生素　微量元素

4. 各种营养剂　氨基酸　能源物质

三、名词解释

1. 营养支持疗法　不仅供给氮(蛋白质和氨基酸)、供给能量(糖和脂肪),且对液体、电解质和维生素等也应满足需要。它一般用于严重营养不良和严重创伤及长时期不能较好进食的患者。

2. TPN　是用完全的营养要素由胃肠外途径输入到血液为患者提供营养成分,其中包括氨基酸、糖、脂肪、维生素和微量元素等,使不能正常进食或超高代谢及危重患者仍能维持一般营养状态,帮助度过危重病程,纠正负氮平衡,促进伤口愈合,提高抵抗力和存活率。

四、问答题(略)

第四十二章　维生素类

一、选择题

1. B　2. E　3. C　4. D　5. A　6. B　7. C　8. C　9. ABC　10. ABE　11. BCD

二、填空题

1. 抑制胆碱酯酶活性　脚气病

2. FAD　FMN

3. 视紫红质

4. 生育酚(或产妊酚)

三、问答题(略)

附录　课程测试
课程试卷 A 卷

一、单项选择题(每题 1 分,共 30 题,30%)

1. D　2. D　3. E　4. A　5. A　6. D　7. E　8. C　9. E　10. C　11. D　12. B　
13. A　14. B　15. E　16. A　17. C　18. A　19. B　20. E　21. D　22. E　23. B　
24. C　25. D　26. A　27. D　28. D　29. B　30. B

二、填空题(每空格 1 分,共 30 空,30%)

1. 肌内注射　舌下给药　吸入给药

2. 碳酸氢钠　静脉炎　肝功能

3. 细胞周期特异性药物　细胞周期非特异性药物

4. 外周 DA　α　休克

5. 解热　镇痛　抗炎抗风湿　抑制 PG 合成

6. 苯妥英钠　利多卡因　阿托品

7. 刺激性干咳　血管神经性水肿

8. 脑水肿　青光眼　急性肾功能衰竭

9. 便秘和胆囊炎(胆石症)　惊厥和高血压

10. 催产　引产　产后止血

11. 单纯性甲状腺肿　甲亢

三、名词解释(每题 2 分,共 5 题,10%)

1. 极量　指接近引起毒性反应的最大治疗量。

2. 血浆半衰期　是指血浆药物浓度下降一半所需的时间,反映药物在体内的消除速度,又称消除半衰期。

3. 麻醉药品　指连续使用易产生躯体依赖性,导致成瘾的药品,如阿片类、可卡因类、大麻类、人工合成麻醉性镇痛药哌替啶等。

4. 药酶抑制剂　具有酶抑制作用的药物称药酶抑制剂,如氯霉素、异烟肼等。药酶抑制剂与被酶转化的其他药物合用时,可使该药的代谢减慢,血药浓度升高,药效增强,甚至产生毒性。

5. 耐受性与耐药性　耐受性指机体对药物反应性降低的一种状态,有先天性和后天获得性之分。后者是在多次连续用药后,机体对药物反应逐渐降低,需增加剂量才能保持疗效,但停药一段时间后机体可恢复原有的敏感性。耐药性是指病原体(微生物、寄生虫)或肿瘤细胞对药物的敏感性降低的一种状态。

四、简答题（每题 5 分,共 4 题,20%）(略)

五、分析题（每题 10 分,共 1 题,10%）(略)

课程试卷 B 卷

一、单项选择题（每题 1 分,共 30 题,30%）

1. B　2. C　3. C　4. E　5. A　6. A　7. E　8. C　9. B　10. E　11. C　12. E　13. A　14. B　15. C　16. A　17. A　18. E　19. D　20. E　21. E　22. D　23. C　24. A　25. C　26. D　27. D　28. C　29. B　30. A

二、填空题（每空格 1 分,共 30 空,30%）

1. 药酶诱导剂　加速　减弱
2. 肠道感染　细胞外液　肾脏
3. 胃肠道反应　骨髓抑制
4. M　缩瞳　降眼压　调节痉挛
5. 反跳　向上调节　逐渐减量再停药
6. 纳洛酮
7. 硝苯地平　普萘洛尔　硝苯地平　普萘洛尔
8. 便秘和胆囊炎(胆石症)　惊厥和高血压
9. 催产　引产　产后止血
10. 脑水肿　青光眼　急性肾功能衰竭
11. 单纯性甲状腺肿　甲亢

三、名词解释（每题 2 分,共 5 题,10%）

1. 副作用　指药物在治疗剂量时产生的与治疗目的无关的作用。
2. 血浆半衰期　是指血浆药物浓度下降一半所需的时间,反映药物在体内的消除速度,又称消除半衰期。
3. 麻醉药品　指连续使用易产生躯体依赖性,导致成瘾的药品。如阿片类、可卡因类、大麻类、人工合成麻醉性镇痛药哌替啶等。
4. 肾上腺素的翻转效应　预先给予 α 受体阻断药,再用升压剂量的肾上腺素,此时肾上腺素的升压作用翻转为降压作用。
5. 吗啡拮抗剂　与脑内的阿片受体具有很强的亲和力,但无内在活性,可阻止吗啡与阿片受体的结合,竞争性地对抗阿片类药物作用的一类药物。

四、简答题（每题 5 分,共 4 题,20%）(略)

五、分析题（每题 10 分,共 1 题,10%）(略)